实用肝脏疾病诊疗精要

主　编　丁世斌　　张明香
副主编　鞠　莹　　王玉文
主　审　赵汝钦

编　者（以文章先后为序）：
丁世斌　张明香　鞠　莹　赵汝钦
崔丽萍　刘　明　于　红　王玉文
马玉梅　魏　倪　吕东霞

中国协和医科大学出版社

图书在版编目（CIP）数据

实用肝脏疾病诊疗精要／丁世斌，张明香著. —北京：中国协和医科
大学出版社，2014.1

ISBN 978-7-5679-0001-1

Ⅰ. ①实… Ⅱ. ①丁…②张… Ⅲ. ①肝疾病–诊疗 Ⅳ. ①R575

中国版本图书馆 CIP 数据核字（2013）第 305032 号

实用肝脏疾病诊疗精要

主　　编：丁世斌　张明香
责任编辑：韩　鹏

出版发行：**中国协和医科大学出版社**
　　　　　（北京东单三条九号　邮编 100730　电话 65260378）
网　　址：www. pumcp. com
经　　销：新华书店总店北京发行所
印　　刷：北京佳艺恒彩印刷有限公司

开　　本：700×1000　1/16 开
印　　张：15
字　　数：230 千字
版　　次：2014 年 6 月第一版　2014 年 7 月第二次印刷
定　　价：45.00 元

ISBN 978-7-5679-0001-1

更新知识，掌握要领；
看准病，治好病，就是硬道理

——编者献言

序　言

　　肝病是危害广大人民群众健康的重要疾病，主要有感染性肝病（如甲、乙、丙、丁和戊型肝炎、细菌性肝脓肿、阿米巴肝脓肿、肝结核、肝脏真菌感染等）和非感染性肝病（如酒精性肝病、营养性肝病、药物性肝病、毒物性肝病、自身免疫性肝病、胆汁淤积性肝病、遗传代谢性肝病和肝血管性肝病等）。

　　近年来，随着我国经济的发展、人民生活水平的提高以及生活方式的改变（如大量饮酒、不合理膳食、体力活动减少、滥用保健药物等），非感染性肝病如酒精性肝病、营养性肝病、药物性肝病等发病明显上升；同时由于医疗诊治水平的提高和医疗服务范围的扩大，原来一些少见的肝病如自身免疫性肝病、胆汁淤积性肝病、遗传代谢性肝病等的病例数也显著增多。

　　本书除系统介绍了感染性肝病诊断和治疗的最新进展外，还详尽地阐述了非感染性肝病的研究进展和新的诊治技术。本书的各章主题突出，文字简洁流畅。其特点是突出临床实用，系统阐述肝病的重点、热点和疑点问题，因此，对临床实践具有重要的指导意义。

　　本书是由丁世斌和张明香教授主编。参加本书编写的作者均是从事肝病临床诊治的专家，具有丰富的临床实践经验。同时，他们还查阅了大量国内外有关肝病的最新文献，内容丰富、系统、新颖，学术水平较高。

　　我衷心祝贺本书的及时面世。我相信，本书的出版将极大地提高我国肝病的诊治水平！

庄辉

北京大学医学部病原生物学系教授

2013 年 7 月于北京

前　言

　　肝病是危害广大人群健康的主要疾病，其中发病率最高的病毒性肝炎尤其是慢性乙型肝炎、丙型肝炎以及肝炎后肝硬化成为目前传染科、感染科和消化内科患者中的主体，而脂肪性肝病、酒精性肝病和药物性肝病也日渐增多。对临床医师进行继续教育，更新知识，掌握应知应会的"用得上，用得好"的知识已为当务之急。

　　本书作者均为资深肝病医师，有的医龄达50余年，结合多年经验，复习文献及上网检索，完成此著，与其他肝病鸿篇巨著不同的是：一、突出临床实用，把与临床关联较少的理论部分，加以简化，取其精华，讲究如何看准病、治好病这一硬道理。二、抓临床肝病的重点、热点和疑点问题，如对核苷（酸）类似物治疗乙肝时耐药的防治和较难处理的肝硬化并发症以及肝衰竭则不惜笔墨。三、对一般书刊中较忽视的问题如肝炎的混合感染、生化及病毒学感染指标的解读、毫克当量/毫克的换算方法、小儿体表面积应用等均做较详介绍。编者希望本书能开卷有益，成为医师们的良师益友，作为他们的案头必备参考书。

　　本书使用的参考书主要有：姚光弼主编《实用肝脏病学》、骆抗先主编《乙型肝炎基础和临床》（第3版）、陈灏珠，林果为主编《实用内科学》（第13版）及梁扩寰，李绍白主编《肝脏病学》（第2版）等，引用时已标明出处，谨向以上著作中的各位作者表示谢意。

编　者

2014 年 3 月

目　　录

第一章 总 论

第一节 肝病的症状和体征

一、急性肝炎

（一）消化系统症状　食欲减退，厌油食，恶心呕吐，肝区不适。

（二）全身症状　病初数天可能有中等度以下的发热，尿色变深，全身乏力或不适，关节痛，皮疹（少数患者），皮肤出血点（肝衰竭患者）。

（三）体征　肝多肿大、有时伴黄疸。

二、慢性肝炎

（一）症状　不如急性肝炎显著，多数患者是在诊疗其他疾病或体检时首次被发现。

（二）体征

1. 处于疾病进行期或慢性肝炎中度以上患者有面色晦暗（肝病面容），蜘蛛痣（为红色的皮肤病变，直径在 3~15mm 间，其中心为一细小动脉，经常凸出，其周围为放射状的毛细血管分支或一片红色）。常出现于面、额、前胸、后背和上肢。当拉紧皮肤并加压，可见蜘蛛痣变白，松开后可见从中心向外周充盈。蜘蛛痣也可见于肝硬化及肝癌，偶见于正常妊娠女性、肝掌（手掌斑状发红，主要位于大小鱼际和指尖，可与蜘蛛痣同时或单独出现）。

2. 黄疣　系胆固醇在皮下组织沉积，最早出现于眼睑，后可见于掌、膝关节周围及臂部。

3. 肝肿大　可有或无，部分患者有脾肿大（脾大程度与其慢性化及肝纤维化相关）。

4. 腹水　主要见于失代偿期肝硬化，但在急性肝炎黄疸较高的患者，在超声检查偶可见到少量腹水。

5. 腹壁静脉曲张　提示肝硬化门静脉高压侧支循环开放。

6. 男性乳房发育及腮腺肿大　见于肝硬化。

第二节 黄疸的成因及鉴别

血清胆红素（TBil）≥17.1μmol/L（1mg/ml）可称为黄疸（有的进口生化分析仪将 TBil 的正常上限定为 20 或 21μmol/L）。黄疸的成因及鉴别见表 1-1。

表 1-1 黄疸的成因及鉴别

| | 溶血性黄疸 | 肝细胞性黄疸 | 阻塞性黄疸（肝内胆汁淤积） | | |
			肝内胆管阻塞	肝外胆管阻塞	慢性肝病
病因	溶血（红细胞破坏过多）	肝细胞对胆红素的摄取、结合和排泄障碍	毛细胆管的胆汁流障碍，胆汁分泌受阻，胆汁反流入血	结石机械性阻塞	良、恶性肿瘤机械性阻塞
疾病谱	溶血性贫血溶血性尿毒症综合征	病毒性肝炎、自身免疫性肝炎、肝硬化、药物性肝病（肝细胞型）	淤胆型肝炎、原发性胆汁性肝硬化、原发性硬化性胆管炎、药物性肝病（胆汁淤积型）等	胆总管结石	壶腹周围癌胆总管癌胰头癌
年龄	儿童、青年多见	30岁前急性肝炎多见，40岁后肝硬化多见	中年较多见	中年多见	中、老年多见
性别	无差别	无明显差别	依疾病谱而不同	女性多见，尤其肥胖者	男性多见
病史	家族史，类似发作史，急性溶血可查到原因	肝炎接触史、输血史、肝毒性药物暴露史、酗酒史等	在自身免疫性肝病无明显特征病史，肝毒性药物暴露史	可有类似发作，腹痛或黄疸发作史	短期内消瘦，体力减退
腹痛	腰背、四肢酸痛（急性溶血）	肝区不适为主	一般无	上腹痛，胆绞痛	持续性隐痛或背部痛，可无

续 表

	溶血性黄疸	肝细胞性黄疸	阻塞性黄疸（肝内胆汁淤积）		
			肝内胆管阻塞	肝外胆管阻塞	慢性肝病
黄疸	急性溶血时可有黄疸慢性少量溶血不一定都有黄疸	轻重不一，急性肝炎时多短暂	黄疸多缓起	黄疸多在腹痛后急起，或历时短暂或有波动	黄疸缓起，呈进行性加深
皮肤瘙痒	无	短暂或无	多有	可有	多有
消化道症状	无	多较明显	可有	多无	多有
发热	急性溶血有	病毒性肝炎前驱期可有	无	有时有	有时有
肝肿大	可稍大，软，无压痛	肝多肿大，急性期质软，有压痛；慢性化后质硬，无压痛	肝可肿大，依病因而不同	多不肿大	可肿大，压痛不明显
脾肿大	多肿大	肝硬化时肿大	多不肿大	不肿大	多不肿大
胆囊可触及或触痛	无	无	无	常有	有时有
腹水	无	肝衰竭或肝硬化时可有	无	无	少见，转移时可有
周围血象	RBC、Hb 下降，网织红细胞增多	急性肝炎时白细胞可偏低，肝硬化脾亢时可有血象三系下降	无显著变化	白细胞增加	RBC、Hb 下降，白细胞可增加
尿胆原	强阳性	阳性	正常	可阳性	正常
尿胆红素	阴性	阳性	阳性	阳性	阳性
血清 ALT (×ULN)	1~2	2~10	2~5	<5	<5
血清 ALP (×ULN)	正常	<3	>3	>3	>3

续　表

	溶血性黄疸	肝细胞性黄疸	阻塞性黄疸（肝内胆汁淤积）		
			肝内胆管阻塞	肝外胆管阻塞	慢性肝病
血清白蛋白	正常	正常或下降	正常	正常	正常或轻度下降
其他辅助诊断	血液学检查、血片骨髓片及溶血试验	肝功生化检测、血清病毒核酸、抗原抗体检测，必要时行肝活检	自身免疫性肝病标志物检测	B超、CT见胆结石+胆管扩张，必要时MRCP	B超、CT见胆管扩张+肿块，必要时MRCP

第三节　肝病的实验检查

一、转氨酶与肝病的关系

（一）血清转氨酶（transaminase）又称氨基转移酶（aminotransferase）主要有两种：丙氨酸氨基转氨酶（ALT）和天冬氨酸氨基转氨酶（AST）。含有 AST 的器官按其浓度的多少，依次为肝（主要分布在线粒体）、心肌、骨骼肌、肾、脑、胰腺、肺、白细胞和红细胞，ALT 几乎全存在于肝细胞浆内。AST/ALT 比值正常人平均约为 1.15。

（二）ALT 和 AST 活性是肝细胞损害的敏感指标，尤其是 ALT，有人估计只要有 1%的肝细胞坏死，便足以使血清中 ALT 活性升高一倍，ALT 和 AST 的升高早于 TBil 升高前约 1 周。当肝细胞有较严重病变，肝细胞坏死时，线粒体内 AST 便释放出来，随 ALT 同时增高，轻症肝炎时 AST/ALT 比值下降，重度肝炎、肝炎肝衰竭或肝硬化时比值上升。

（三）动态观察 ALT 和 AST 的临床意义：①在大多种情况下转氨酶升高幅度与肝炎/肝病严重程度呈正比，其动态下降常提示肝炎/肝病好转。②在肝炎肝衰竭时，肝细胞坏死殆尽，转氨酶生成减少，以致 ALT 或 AST 均下降，此时恰与升高的 TBil ［TBil>10×ULN（正常上限）或平均每日上升大于 17.1μmol/L 或以上］相比，一个下降一个升高，称为"酶胆分离"，是预后恶劣的标志之一。

二、反映肝细胞生物合成功能的指标

（一）血清蛋白

1. 白蛋白　正常人由肝细胞内质网制造的白蛋白为 120~200mg/kg，相

当于每日 11～14.7g/L（此量略低于临床静脉输注应用的 20% 人体白蛋白 50ml），其半寿期约为 20 天。

临床意义

（1）急性肝坏死（暴发性肝炎）时，也包括各型病毒性肝炎，常在初发病时不降低，需在 10d 后方能显示降低。

（2）在慢性肝炎/肝病，其减少幅度与疾病严重程度成正比。白蛋白减少是肝硬化的特征。

2. 血清前白蛋白　也由肝合成，但因其半寿期仅 1.9 天，肝病时往往在早期其血清水平即下降，故对急性重型肝炎有诊断价值。正常值 280～350mg/L。

3. 球蛋白　主要由 B 淋巴细胞产生。慢性肝病时 B 淋巴细胞被刺激而产生大量抗体，主要是 γ 球蛋白升高（表 1-2）。

表 1-2　血清蛋白电泳的意义

类别	正常%率	临床意义
白蛋白	57～68	下降：慢性肝炎及各种肝病、肝硬化
α₁ 球蛋白	1～6	下降：肝实质细胞病变时下降，与 ALB 平行、α₁-抗胰蛋白酶缺乏症 升高：急性细菌性感染，广泛癌肿
α₂ 球蛋白	6～10	下降：急性重型肝炎 升高：肝内或肝外胆汁淤积
β 球蛋白	7～15	同 α₂ 球蛋白
γ 球蛋白 （免疫球蛋白）	10～20	升高：肝脏慢性炎症、自身免疫反应、肠道吸收过多的抗原、由于 ALB 降低而相对地升高（在慢性肝炎活动期和失代偿的肝硬化时升高显著）

（二）PT（prothrombin time，凝血酶原时间）测定

PT 不是肝损伤的灵敏指标，却是一个能及时反应肝损伤严重程度的重要指标，PT 如明显延长，在能排除弥散性血管内凝血（DIC）后则提示肝细胞损害严重，国内已将 PTA（凝血酶原活动度）<40%，作为肝炎肝衰竭的主要检验指标。这是因 PT 半寿期短（12h），故能及时反应肝脏的合成功能及肝病严重程度。以前以 PT 较正常对照延长 3 秒以上为异常，现已多采用 PTA 表示，PTA（PT activity）正常值 80%～100%。

国际标准化比值（international normal rate，INR）是通过校正系统计算患者与正常人 PT 的比例，>1.2 为异常，国外常用此指标。

（三）胆碱酯酶（cholinesterase，CHE），临床意义大体与 PT 相似，但在反应肝损害严重程度不如 PT 及时准确，可作为参考指标。

三、常用肝功能检验的分类（表1-3）

表1-3　临床肝功能检验的分类

炎症标志物：ALT、AST	生物合成功能标志物（ALB、PT、CHE）
淤胆标志物：ALP、γ-GT	多因素*：胆红素、尿胆原

*间接胆红素（IBil）优势：溶血、Gilbert 综合征
　直接胆红素（DBil）优势：胆管阻塞、肝炎（各种病因）、肝硬化、原发性胆汁性肝硬化、原发性硬化性胆管炎、药物性肝病淤胆型、成人原发性毛细胆管缺失症
　尿胆原增加：肝功能减退的灵敏指标、胆色素生成增多（如溶血）
　尿胆原减少：肝内胆管阻塞（进入肠道减少）、胆色素形成过少（如贫血）

四、常用肝功能检验的意义（表1-4）

表1-4　常用肝功能检验的意义

项目	正常值*	主要意义
总胆红素（TBil）	<17.1μmmol/L	肝病严重程度
直接胆红素（DBil）	<9μmmol/L	黄疸鉴别
丙氨酸转氨酶（ALT）	<35U/L	肝细胞损害的活动性
天冬氨酸转氨酶（AST）	<40U/L	肝细胞损害的严重程度
碱性磷酸酶（ALP）	<92U/L	黄疸鉴别，肝脏肿瘤
γ-谷氨酰转肽酶（γ-GT）	<48U/L	黄疸鉴别，肝细胞损害
白蛋白（ALB）	>35g/L	肝细胞慢性损害的严重程度
球蛋白（GLo）	<30g/L	慢性肝炎和肝硬化的病程
白蛋白/球蛋白比值	>1.5	肝硬化诊断（A/G<1.0）
凝血酶原活动度（PTA）	80%~100%	肝衰竭诊断，预后
国际标准化率（INR）	>1.2	肝衰竭诊断，预后
胆碱酯酶（CHE）	>4500U/L	肝衰竭诊断，预后

*按检验方法，试剂或自动生化分析仪的不同，此值可有上下轻微差异

五、碱性磷酸酶和 γ-谷氨酰转肽酶检验意义的异同（表1-5）

表 1-5 ALP 和 γGT 检验意义的异同

	ALP	γ-GT
肝胆病外原因		
妊娠、儿童	升高	不升高
骨病	升高	不升高
肝胆系统疾病		
急性肝炎	可升高，低于 ALT 水平	同左
慢性重度肝炎	同上	可比 ALT 升高明显
酒精性肝炎	升高不明显	明显升高，诊断金标准
药物性肝炎	可升高	同左
淤胆型肝炎	超过 ALT 水平	同左
恶性肿瘤	肝内肿瘤可升高	肝外肿瘤也可升高

六、肝损伤严重程度的 4 个阶段（表1-6）

基于实验室检查可将肝损伤的严重程度分为四个阶段（或级），随病情发展而逐渐或迅速提高，各阶段间可有重叠。在判定时以达到最高的该阶段为准，如肝衰竭可判定为第Ⅳ阶段。此分级仅供判定病情及治疗时参考。

表 1-6 肝损伤严重程度四个阶段

阶段（级）	实验室所见	主要机制	意义	疾病谱
Ⅰ	血 ALT、AST 增高	肝细胞膜通透性增加 肝细胞炎症坏死	肝损伤最先出现的指标	无黄疸型肝炎
Ⅱ	血 TBil 增高（除Ⅰ级外）	肝细胞炎症坏死 胆红素摄取、合成及排泄功能	肝损伤发展	黄疸型肝炎
Ⅲ	血 PTA（%）及 INR 下降、ALB 下降（除Ⅰ、Ⅱ级外）	肝细胞生物合成功能障碍	肝损伤发展到一定严重程度	肝衰竭前期 肝衰竭早期
Ⅳ*	PTA≤40%，血 NH₃、含氮毒性物质、芳香族氨基酸增高，DIC，氮质血症（除Ⅰ~Ⅲ级外）	肝细胞生物转化功能障碍，或伴肾功损伤	肝损伤发展到危重阶段，肝功能衰竭	肝衰竭中期 肝衰竭晚期

* 本期发生肝性脑病。

第四节 肝病的影像学检查

一、超声检查

在鉴别诊断（尤其与阻塞性黄疸的鉴别）、诊断胆系疾病（如胆石症、胆囊炎）及诊断肝炎外的其他肝病方面有应用价值。简便易行，是肝病首选的影像学检查。

（一）用于判定肝脾肿大程度，若临床触及不到脾脏，而脾横径>4cm 或脾面积（横径×长径×0.8）>25cm^2，则为脾大。

（二）发现肝脏弥漫性病变，如肝硬化、脂肪肝。

（三）发现肝脏的局灶性病变，如肝囊肿、肝脓肿、肝内动静脉异常、肝寄生虫病、肝良性及恶性肿瘤。

（四）发现胆结石，了解其大小及存在部位。

（五）判断阻塞性黄疸的阻塞部位及部分病因，准确率85%~86%。

（六）肝脏外伤，如肝破裂包膜下出血。

（七）为肝穿活检确定穿刺点。

超声检查可以清楚地显示肝内外胆管、胆囊及胰头，根据胆道扩张的不同范围，可以推断阻塞发生部位：①胆道下段阻塞显示胆总管扩张，胆囊肿大及肝内胆管扩张。②胆管上端及肝门部阻塞，胆总管正常或不显示而肝内胆管或左右胆管的一支扩张。③胰头部或壶腹部阻塞，可见"四个扩张"现象，即胆总管扩张、肝内胆管扩张、胆囊肿大及胰管扩张。如果胆总管扩张而胆囊不扩大，提示可能合并胆囊颈部阻塞或胆囊本身有病变。

二、电子计算机体层扫描（CT）检查

应用基本同超声检查，必要时与其结合，相互补充，彼此印证以提示诊断正确率。CT 优点之一是拍成 X 线片后可以供医生会诊，可避免超声检查只一二人观察可能漏掉的病变。对肝硬化的诊断价值优于超声检查。

增强扫描，是发现并证实肝实质性或点位性病变的重要方法，因为绝大多数肝内病变均是低密度改变，但程度有所不同。如与正常肝组织密度差异甚小，则普通平扫难以发现，经血管注入照影剂后，血液的 CT 值可增加45HU，正常肝组织亦明显增强，平均升高约 20HU，但大多数病变由于增强甚小或无增强，与正常肝组织的密度差异就加大，可使病灶显示的更为清晰。增强扫描不仅能增加平扫时未及时发现或可疑病变的可见性，且能使病变内部的结构细节表现出来，作为诊断的依据。

三、磁共振成像（MRI）检查

MRI 是继 CT 后出现的一种更为先进的检查技术。

肝脏 MRI 检查在显示肝内血管结构、肝内叶、段解剖及与周围器官的关系上，利用其多方位成像的优点，较其他的影像学检查更为直观和精确。尤其对原发性肝癌，除判定点位病灶外，还有助于治疗的疗效观察，除了肿瘤复发、转移、大小形态和数目的变化外，还可观察介入治疗后病变内部的结构变化，并判断疗效的优劣。

磁共振胰胆管造影（MPCP） 其原理是利用流动的胆汁和胰液在重 T_2 加权像上呈明显高信号，通过二维或三维采集，并经计算机 MIP 演算后处理，可得到多角度旋转，多方面观察的立体造影像，与传统的直接胆管造影〔内镜逆行胰胆管造影（ERCP）和经皮肝穿刺胆管造影（PTC）〕所见相似，直观生动，无创安全。广泛适用于胆系疾病的诊断，如胆道阻塞，胆管肿瘤，胆系结石，胆管狭窄等的诊断。

第五节 经皮肝穿刺活组织检查

肝穿刺活体组织检查（liver biopsy）对于了解肝脏病因、肝病的严重程度、肝纤维化进程及肝病的鉴别诊断等方面具有重要价值。近 40 年来，由于穿刺针和穿刺方法的改进，只要事前做好准备，避开禁忌证，谨慎认真操作，还是相当安全的。

一、适应证

（一）慢性无症状 HBV 携带者（ASC）中男性并年龄>40 岁或有肝癌家族史者或有酗酒史者，最应接受肝穿刺活检。而非活动性 HBsAg 携带者则无此必要。

（二）为了判定慢性肝炎的炎症活动度（G）及纤维化分期（S），以及与肝硬化的鉴别等。

（三）有黄疸或（及）肝脾肿大的病因不明肝病。

（四）长期肝功生化检验异常查不到病因。

（五）疑似肝结核。

（六）AFP 阴性但疑似肝癌。

二、禁忌证

（一）患者不合作或昏迷。

（二）有出血倾向、血友病、血小板低于 $50×10^9/L$，PTA<40%，海

绵状肝血管瘤。以上任何一项均为禁忌。

（三）肝外梗阻性黄疸伴胆囊增大者。

（四）右侧脓胸、膈下脓肿、腹腔炎症或肝包囊虫病。

（五）肝萎缩，可能穿刺到胆囊或血管。

（六）显著贫血，血红蛋白低于70g/L。

（七）中度以上的腹水。

（八）7日内用过抗凝血药物。

三、术前准备

1. 向患者（家属）说明做肝活检的目的及安全性，取得患者或家属签署的知情同意书。

2. 术前1~2d作PTA、血常规、血小板检测、并做腹部超声检查，确定肝穿进针位点并做标记。

3. 对高黄疸者或（及）PTA、血小板降低（未达禁忌证标准）者，术前1d和肝穿当日肌注维生素$K_1$10mg各1次或（及）术前半小时静注止血敏0.5g，但对AsC及无明显黄疸的慢性肝炎则无此必要。

4. 患者原则上需住院做活检。术前向患者说明配合肝穿刺应注意事项，如在穿刺过程中切勿咳嗽，并训练深吸气末屏气动作。消除患者的恐惧和紧张心情。必要时可在术前1h投予地西泮4mg口服，或术前半小时地西泮10mg肌注。

5. 患者手术前半小时测血压、脉搏，排空尿液。

四、活检穿刺针

（一）Menghini针（德国贝朗公司出品，一次性使用） 直径1.4mm，管壁厚度0.9mm，尖端呈斜形，针管腔末端有一个活塞，防止肝组织吸入注射器内。现已有供一人操作的一次性处理的穿刺针。Menghini针损伤小，安全性好，但肝硬化所取的组织可能为碎片。

（二）Tru-Cut针（美国巴德公司出品，一次性使用） 由外套针与芯组成，套针外径2.0~2.2cm，针芯前端有一个2cm长的凹槽，系置切割下的肝组织。现在有配置自动的Tru-Cut针，操作方法，所取标本大，针对肝硬化特别有用。

（三）细穿刺针 7mm直径的细针，用于诊断甲胎蛋白（AFP）阴性的肝癌或其他局灶病变，主要做细胞学检查。

五、活检方法

（一）器械 干燥注射器、穿刺针、手术刀（或皮肤穿刺锥）、生理盐水、碘酒与酒精棉球、1%利多卡因、消毒巾、沙袋、腹带，以及盛有10%甲醛或保养液的小瓶。

（二）操作步骤

1. 姿位 仰卧位，身体右侧靠近床边，右臂置头后，脸向左侧。

2. 穿刺部位 选腋前线 8~9 肋间或腋中线第 9~10 肋间。

3. 局部麻醉 选取穿刺点后，消毒皮肤，皮内注射 1%利多卡因，以手术刀切开小口，然后麻醉皮下组织、肋间肌、腹膜、肝包膜。

4. 穿刺法

（1）1 秒钟穿刺法 先吸取 2ml 无菌生理盐水于消毒注射器内，排除气体，保留 0.5~1.0ml 生理盐水。再将 Menghini 针经皮切开口缓缓刺入，针和胸壁保持垂直，推注 0.5ml 生理盐水，冲去穿刺针内可能滞留的组织。嘱患者吸气末屏气，很快负压抽吸，保持注射器内负压空间 6ml，立即将穿刺针快速推入肝内，又迅速拔出。穿刺针在肝内停留 1s，然后将针管内肝组织置于盛有固定液或保养液小瓶内送检。用腹带包扎，局部压沙袋。

（2）Tru-Cut 针穿刺法 将针芯与套针一起刺入皮肤、肋间肌、嘱患者吸气末屏气，将针芯与套针一起继续推进入肝 0.5~1.0cm，然后即将针芯推入肝内 2~3cm. 再推进套针与针芯并齐，立即拔出内外针，此法针在肝内停留 2~3s。

（三）术后处理

1. 标本应常规固定在 10%的甲醛缓冲液中。送病理科做连续切片，常规做苏木素-伊红，Masson 三色染色和网状纤维染色。

2. 穿刺后每隔 15~30min 测血压、脉搏 1 次，共 4 次，以后每小时测血压、脉搏 1 次，共 4 次，再连续观察 4h，无出血等异常情况可先去除沙袋，后撤下腹带，术后卧床 24h。

3. 若有出血征象，即输新鲜全血并请外科会诊。

六、并发症

活检后常出现局部疼痛，包括活检部位的不适、放射至右肩的疼痛和短暂的上腹痛。严重并发症主要为出血（常见肝包膜下出血），发生率为 0.3%，大多数发生在活检 3h 以后。个别少数接受肝活检者可发生一过性低血压、心动变缓或胸膜休克，于穿刺后数分钟至 1~2h 发生，与迷走神经反射有关，可皮下注射阿托品 1mg。

第六节　病毒性肝炎概述

对五型病毒性肝炎加以概括介绍（表1-7）。

表1-7　五型病毒性肝炎的特点比较

	甲型	乙型	丙型	丁型	戊型
病毒鉴定时间	1973年	1967年	1989年	1983年	1989年
病毒直径	27nm	42nm	30~60nm	36nm	27~38nm
病毒核酸	RNA	DNA	RNA	RNA	RNA
主要传播途径	消化道	血液、母婴	血液、性接触、不安全注射	血液	消化道
高发年龄	儿童、青壮年	成人为主	成人为主	成人为主	青壮年
流行性	散发或流行	散发	散发	散发	散发或流行
季节性	秋冬、春季	无	无	无	雨季和洪水后
潜伏期	2~6周	1~6个月	0.5~6个月	1~6个月	2~8周
发病	急性	多缓慢（取决于初染年龄）	多缓慢	多缓慢、有时急性	急性
黄疸	有黄疸者较多	多无黄疸	多无黄疸	多无黄疸	有黄疸者黄疸高于甲肝
慢性病毒携带者	无	有	有	有	无
慢性化	无	有	有	有	无
预防重点	水粪管理、饮食卫生、个人卫生有甲肝疫苗主动免疫	乙肝疫苗为主：控制母婴、医源性传播，乙肝免疫球蛋白被动免疫	控制医源性（主要是血液及其制品）传播，不吸毒、不滥交	控制医源性（主要是血液及其制品）传播	水管理、饮食卫生、个人卫生中国开发出疫苗已上市
主要治疗	对症支持	核苷酸类似物，干扰素	干扰素联合利巴韦林	干扰素	对症支持

	甲型	乙型	丙型	丁型	戊型
预后	良好，病死率均 0.01%	急性乙肝 10%~30% 转为慢性，并发肝硬化者不佳	急性丙肝易转为慢性，并发肝硬化者不佳	急性丁肝约 70% 转为慢性，重叠感染 70% 可转为肝硬化	病死率 1~5%，妊娠晚期病死率 21%

第七节　肝病的综合治疗

本章节讨论抗病毒治疗外的一般治疗

一、生活指导

（一）卧床或适当的休息　急性肝炎患者疲乏、消化道症状明显者或有黄疸者应卧床休息，其他以活动后不觉疲乏为度。

（二）合理饮食　急性期饮食宜清淡、少渣易消化，对进食少或伴有呕吐者，应静滴 10% 葡萄糖液（每 100ml 内加 10% 氯化钾 2~3ml）及水溶性维生素或维生素 C，对一般患者不宜强调高糖高营养，以防发生脂肪肝。对慢性肝炎血清白蛋白降低者，可适当摄入富含蛋白的食物。所有患者必须禁酒。

（三）心理辅导　做思想工作，解除患者思想负担和焦虑情况，促使心境平和，对治疗要有信心和耐心。

二、抗炎保肝药物的应用

目前，尽管有多种抗炎保肝药物用于临床，但关于是否使用及如何使用抗炎保肝药物仍存争议，对于药物种类和疗程选择等具体问题缺乏统一认识，存在诸多不合理用药现象。

抗炎保肝药物是指具有改善肝脏功能、促进肝细胞再生和/或增强肝脏解毒功能等作用的药物。同时使用的抗炎保肝药物种类不易过多，通常先用 1-2 种抗炎保肝药物，最多一般不超过 3 种，以免增加肝脏负担；且通常不推荐选用主要成分相同或相似的药物进行联用。

三、常用的抗炎保肝药物

（一）抗炎类药物　甘草酸类制剂。目前发展到了第四代，代表药物为异甘草酸镁注射液、甘草酸二铵肠溶胶囊。

作用　减轻炎症（类似糖皮质激素的非特异性抗炎作用而无抑制免

疫功能的不良反应）和降转氨酶。

适应症　急、慢性病毒性肝炎，酒精性肝病。

禁忌症　高血压、心、肾功能衰竭，妊娠及哺乳期妇女。

不良反应　少数发生水钠潴留及轻度血压升高。

（二）肝细胞膜修复保护剂　代表药物为多烯磷脂酰胆碱。

作用　稳定、保护、修复肝细胞膜，减轻肝细胞损伤。

适应症　酒精性肝病，脂肪肝，药物性肝病，急、慢性病毒性肝炎。

禁忌症　肝衰竭。

（三）解毒类药物　代表药物为谷胱甘肽、N-2 酰半胱氨酸及硫普罗宁等。

作用　肝脏是谷胱甘肽的主要合成和消耗的场所，补充谷胱甘肽可能促进肝脏的物质代谢和解毒功能。

适应症　药物性肝病，酒精性肝病，脂肪肝，急、慢性病毒性肝炎。

（四）抗氧化类药物　代表药物主要为水飞蓟素类和双环醇。

作用　降转氨酶，解毒作用为主。

适应症　用于需急速降转氨酶者，缺点是停药后反跳也迅速。

（五）利胆类药物　本类主要有熊去氧胆酸及 S-腺苷蛋氨酸。

1. 熊去氧胆酸（UDCA）（商品名：优思弗）

UDCA 为一种无毒性的亲水性胆汁酸，可减少内源性胆汁酸的肝脏毒性，保护肝细胞膜，增加内源性胆汁酸的分泌，且可减少 HLA（组织相容性抗原）Ⅰ类和Ⅱ类抗原分子在肝细胞膜上的表达而兼有免疫调节作用。

适应症　各种有肝内胆汁淤积及黄疸患者，在原发性胆汁性肝硬化（PBC）最应首选，剂量每日 1000mg 或 13-15mg/kg，分 3 次口服。

禁忌症　肝外梗阻性黄疸、孕妇及哺乳期妇女。

2. 腺苷甲硫氨酸（商品名：思美泰）

药物作用　腺苷甲硫氨酸为肝脏代谢过程中的一个主要中间物，具有转甲基、转硫基作用，参与半胱氨酸、牛磺酸、谷胱甘肽、辅酶 A 等合成。

适应症　妊娠期肝内淤胆（首选），剂量每日 15mg/kg，分 2 次口服；PBC（UDCA 无效时加用），酒精性肝病（有一定疗效），药物性肝病胆汁淤积型（有一定疗效）。

肝炎辅助治疗药物使用中的几个问题

1. 对初次接诊慢性乙型、丙型肝炎时，不应一见 ALT 升高即应用降酶药，应首先判断是否有抗病毒治疗的指征，否则人为地使 ALT 下降，将影响抗病毒治疗适应证的判定。

2. 关于"退黄药"，实际上并不存在真正意义上的退黄药，黄疸的消退有赖于肝脏炎症的消退，肝细胞摄取、结合、排泌胆红素功能的恢复，而这需要时间，不可因急于退黄而联用滥用多种药物。

3. 此类药物不适用于肝硬化，对失代偿期肝硬化禁用。

4. 妊娠期　可用的药物有必需磷脂及谷胱甘肽，有胆汁淤积者可用熊去氧胆酸。

四、免疫调节剂

（一）糖皮质激素　药理剂量的糖皮质激素具有抗炎症反应，免疫抑制和稳定肝细胞溶酶体的作用。对药物引起的肝内淤胆基本无效，对原发性胆汁性肝硬化和原发性硬化性胆管炎激素一般无效，如同时并发自身免疫性肝炎时可与 UDCA 联合应用。

适应证　自身免疫性肝炎

不良反应　长期应用可引起类似皮质醇过高的综合征、骨质疏松、股骨头坏死、感染、精神病等。

（二）胸腺素 α_1（$T\alpha_1$）　是应用固相技术合成的 N-末端乙酰化含 28 个氨基酸的已知生化结构的多肽，其免疫活性高于且不同于用生化技术分离的胸腺肽。国外报告胸腺素 α_1 可降低全身炎症反应综合征时炎性介质（肿瘤坏死因子、白细胞介素-10、白细胞介素-6、血栓素 A_2）的水平，还可增强发育中的淋巴细胞凋亡。国内报告，它可降低 $CD8^+T$ 细胞的数量，降低血循环中内毒素水平和肿瘤坏死因子活性，提高白细胞介素-4 的水平，可以抑制炎症性细胞因子对肝脏的损害，故可减少免疫损伤，并具有一定程度的抗病毒作用和抗肿瘤作用。

适应证　慢性乙型、丙型肝炎。与抗病毒药物联用可增强抗病毒药效果，如增加 HBeAg 阴转率，减少核苷（酸）类似物的耐药率。我国和美国的 FDA 尚未批准 $T\alpha_1$ 为独立的抗病毒药，可作为难治性病例的辅助用药。北大传染病教材提出，在急性肝衰早期用糖皮质激素时，为减少继发感染可同时应用 $T\alpha_1$，但此类病例需在病程早期，有明显消化道症状及黄疸急剧上升而尚未出现肝性脑病之前，对乙肝肝衰竭尚需联用核苷类药物。

现在有一些治疗肝炎的免疫调节药。总体上说，现对 HBV 感染的免疫病理和药物的免疫治疗机制的认识还远远不足，对免疫状态的检测结果，尚不能指导临床医师进行"对号入座"的免疫调节治疗。

第八节　病毒性肝炎有共病的特殊人群的治疗

一、结核病的治疗

（一）不宜使用异烟肼、利福平、利福喷丁、吡嗪酰胺、对氨基水杨酸钠等具有肝毒性的抗结核药。

（二）肝炎时可用的药物有链霉素（属于一线杀菌药）、乙胺丁醇、丙硫异烟胺（PTH）、阿米卡星（amykacin，亦称丁胺卡那毒素，本品不能与链霉素同时应用，以免增加耳、肾毒性）和左氧氟沙星。应联合治疗，可选链霉素加乙胺丁醇，再外加除阿米卡星外的一种，均应注意药物的不良反应。

二、脂肪肝的治疗

（一）脂肪肝的常见病因有营养过剩导致的超重和肥胖、高脂血症、糖尿病及酒精中毒等，有脂肪肝的慢性乙肝对抗病毒治疗的应答率较低。治疗时要限制和去除病因，如控制热量摄入，以高蛋白、低脂肪、低碳水化合物饮食为主；对高脂血症投予他汀类药物；肝炎时以注射胰岛素为主控制血糖；彻底戒酒等。

（二）药物治疗可用多烯磷脂酰胆碱，水飞蓟素、甘草酸制剂等，酌情使用 1~2 种。

（丁世斌　张明香)

参 考 文 献

1. 姚光弼. 黄疸. 见：姚光弼主编. 临床肝脏病学. 上海：上海科学技术出版社. 2004, 475-476.

2. 张顺财. 黄疸. 见：陈颢珠，林果为. 实用内科学. 13 版. 下册. 北京：人民卫生出版社. 2009. 1542-1543.

3. 徐克成. 反映肝细胞损害的试验. 见：梁扩寰，李绍白主编. 肝脏病学. 第 2 版. 北京：人民卫生出版社, 2003, 224-226.

4. 骆抗先. 乙型肝炎基础和临床. 第 3 版. 北京：人民卫生出版社, 2006, 210, 303-318, 350-357.

5. 范思陶，段永祥. 肝脏病的影像学检查. 见：姚光弼主编. 临床肝脏病学. 上海：上海科学技术出版社, 2004, 164-208.

6. 姚光弼，杨永彰. 肝脏活组织检查. 见：姚光弼主编. 临床肝脏病学. 上海：上海科学技术出版社，2004，153-156.

7. 田庚善. 病毒性肝炎. 见：斯崇文，王勤环主编. 传染病学. 北京：北京医科大学出版社，2002，20，38.

8. 姚光弼，计焱焱，肝脏病的药物治疗. 见：姚光弼主编. 临床肝脏病学. 上海：上海科学技术出版社，2004，475-476.

9. 周建芳. 替比夫定联合胸腺素 α_1 治疗慢性乙型肝炎的疗效观察. 中华实验和临床感染杂志，2009，3（1）：26-30.

10. 中华医学会感染病学分会. 肝脏炎症及其防治专家共识. 专家委员会. 肝脏炎症及其防治专家共识［J］. 中华肝脏病杂志，2014，22：94-101.

第二章 甲型肝炎

以下各型肝炎的病原、流行病学、潜伏期及转归等已在前章总论第六节内叙述，不再重复。

第一节 临床表现

起病急。按上海市 1988 年暴发流行10 519的分析：发热 68%～83%，黄疸 78.3%～91%，厌食 72%～90%，乏力 67%～82%，恶心 69%～80%，呕吐 41%～48%，腹痛（或腹部不适）25%～33%，肝区痛 21%～53%，腹泻 10%～18%，关节痛 5%～13%，皮疹 2.1%～7.6%，荨麻疹 3.3%，肝肿大 65%～85%，脾肿大 5%～13%，皮肤黏膜出血 2.5%。此外还可有头痛、咽痛、流涕、皮肤瘙痒和灰白便。

HAV 感染的病情轻重主要与年龄有关，年龄较轻，症状相对较轻。

第二节 临床分类

一、急性黄疸型肝炎

见于80%以上的病例。

二、急性无黄疸型肝炎

症状轻，见于20%以下的病例。

第三节 实验室检查

血清 TBil（总胆红素）和 DBil（直接胆红素）升高，ALT 及 AST 升高，可达 10×ULN（正常上限）以上。

血清抗 HAVIgM 在急性期早期即可出现，持续半年。抗 HAVIgG 为保护性抗体，在急性期后期和恢复早期出现，持续数年或以上。

第四节　病程及并发症

大多数在 2~3 月恢复，在 10%~15%病例可复发，大都在 6 个月内。老年人可因淤胆而病情迁延，但未发现慢性进行性肝病。少数重症病例（0.2%）可发展为急性肝衰竭。少见的并发症有肝炎后再生障碍性贫血，发病率 0.34%~0.4%，较多见于肝炎恢复期，临床表现为出血、贫血和感染，病死率 80%以上，骨髓移植是首选治疗。其他少见的并发症有血小板减少性紫癜、视神经炎、急性感染性多发性神经炎和溶血性贫血。

第五节　治　　疗

甲肝为自限性疾病，不需特殊治疗，需给予生活指导。对症及支持疗法可用第一章中所述抗炎保肝药物中的 1~2 种。对于黄疸型肝炎（恶心、呕吐，黄疸上升较快者）可用甘草酸二铵 150mg 和维生素 C、K 加入 10%葡萄糖液中，静脉滴注，每日 1 次。

（鞠　莹）

参 考 文 献

1. 姚光弼. 临床肝脏病学. 上海：上海科学技术出版社，2004，338-339.
2. 骆抗先. 乙型肝炎基础和临床. 第 3 版. 北京：人民卫生出版社，2006，416.
3. 张继明，邹祥惠. 甲型病毒性肝炎. 见：陈灏珠，林果为主编. 实用内科学. 上册. 第 13 版. 北京：人民卫生出版社，2009，369-372.

第三章 乙型肝炎

第一节 乙型肝炎病毒感染的自然史

一、急性乙肝病毒（HBV）感染

（一）急性一过性无症状感染　我国30%~50%以上的人口中有1~3种血清 HBV 标志物（HBVM）的抗体阳性，曾经感染过 HBV 而不自知，并不自知地清除了感染（通过非溶细胞性免疫清除机制）而获得了抗体（抗 HBs 阳性）

（二）急性乙型肝炎　出生后随着生命期增大，初染时发病而成为急性乙肝的几率也在逐渐增加。急性肝炎中典型的是黄疸型肝炎，但无黄疸型肝炎可能多于黄疸型的很多倍（图3-1）。

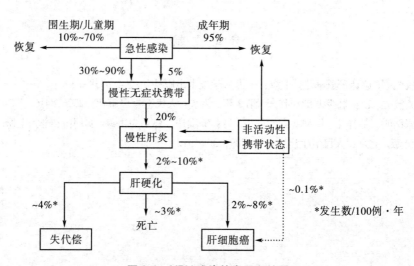

图 3-1　HBV 感染的发展和结局

　　围生期感染有 90%、5 岁感染有 30% 将成为慢性；而成年期感染 95% 是自限性（尤其在女性）。AsC 中将陆续有约 20% 发生慢性肝炎。慢性肝炎进而发生活动性硬化、失代偿或肝细胞癌。

（三）暴发性乙型肝炎 急性乙肝中可有 1%～3% 发生急性重型肝炎/急性肝衰竭。

二、慢性无症状 HBV 携带 （AsC）

HBeAg 阳性母亲的新生儿最具慢性化的高危型（80%～90%），幼儿至 6 岁初染发展为慢性感染的 30%，青少年和成年初染的慢性化率低于 5%。

三、慢性乙型肝炎

由 AsC 病变活动而成为慢性乙型肝炎。抗病毒治疗或自发清除病毒（HBeAg 年血清转换率为 8%～10%）后病变静息而成为非活动性 HBsAg 携带，少数病例可出现复发活动。上述临床过程的演变见图 3-2。

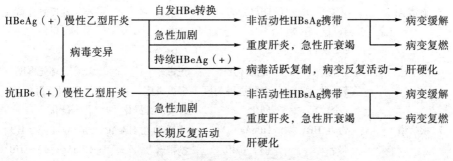

图 3-2　慢性乙型肝炎的临床过程

第二节　乙型肝炎病毒感染各阶段的免疫状态

HBV 复制和患者的免疫状态共同制约疾病的进程（表 3-1）。

乙型肝炎的临床类型有：急性乙肝、慢性乙肝、乙肝肝衰竭、淤胆型肝炎和乙肝肝硬化。下面讨论除肝衰竭及肝硬化外的临床型。

表 3-1 HBV 感染各阶段的免疫状态与临床的关系

	I 免疫耐受期①	II 免疫清除期（免疫反应期）	III 免疫控制期（免疫非活动期）	IV 免疫逃逸期（免疫再活动期）
1. 年龄	婴幼儿、儿童	青年，成人	成人	成人，多>40岁
2. T 细胞应答 CTL 活性②	活性低	活性增高	活性低	活性再度增高
3. 血清 HBVDNA 拷贝/mL	$10^6 \sim 10^8$	$10^4 \sim 10^6$	低至检不出	$10^4 \sim 10^6$
4. 血清 HBeAg 抗 HBe	+ —	+→—③ —→+ （部分不出现抗 HBe）	— +或—	—或+（少数）⑤ 多—
5. 血清 ALT	正常 轻微升高（少数）	明显升高	正常 轻微升高（少数）	持续或反复升高
6. 肝活检	正常 轻微炎症（少数）	炎症坏死 少数进展为肝硬化	正常 轻微炎症 轻度肝纤维化	炎症、坏死再现 不同程度肝纤维化肝硬化
7. 疾病谱	慢性 HBV 携带者	HBeAg（+）CHB HBeAg（—）CHB（少数）	非活动性 HBsAg 携带者④	HBeAg（—）CHB HBeAg（+）CHB（少数）活动性肝硬化
8. 临床肝炎症状	无	有	无	有
9. 抗病毒治疗指征	无	有	无	有

①在青少年、成人期感染（初染）者多无免疫耐受期。

②T 淋巴细胞识别 HBV 抗原肽，在协同刺激分子参与下被激活为效应性 T 淋巴细胞：CD4 辅助性 T 淋巴细胞（Th）及 CD8 细胞毒性 T 淋巴细胞（CTL），后者释放穿孔素，颗粒酶杀伤肝细胞，单核巨噬细胞释放大量肿瘤坏死因子（TNF）α、白细胞介素 2（IL-2）及 α 干扰素 γ 等细胞因子，既清除病毒也损伤肝细胞。

③经抗病毒治疗或未治疗而自发地发生 HBeAg 血清学转换，50%~70%患者中发生血清学转换，自发性 HBeAg 血清学转换率每年约 8%~10%，血清学转换后大多病变活动缓解，然而在 20%~30%的个例血清学转换后选择了 HBeAg（—）变异毒株，病毒继续复制，转为 HBeAg（—）慢性乙型肝炎（CHB）。

④非活动性 HBsAg 携带者约 80%以上保持稳定的携带状态，有 5%~10%再动为 HBeAg（+）或（—）的 CHB。

⑤病毒发生前 C1896 或 C 启动子 1762、1764 点突变，不能表达 HBeAg，病毒从宿主的免疫控制中得以逃逸，变异株病毒活跃复制，成为 HBeAg（—）的 CHB，易向肝硬化转化。

第三节　急性乙型肝炎

一、症状、体征

一般较甲型肝炎轻。少数有肝肿大者质地偏软。

二、实验室检查

1. 总胆红素>17.1μmol/L 为黄疸型肝炎，否则为无黄疸型肝炎。

2. 血清 HBVM：HBsAg 阳性，抗 HBcIgM 阳性，HBeAg 阳性，HB-VDNA 阳性。

三、病程

一般 6 个月后治愈，慢性化者估计不足 10%，有的称慢性化率 30%，可能是原所诊断的急性乙肝有些是 AsC 的急性活动（表 3-2）。

表 3-2　慢性 HVB 感染急性活动与急性乙型肝炎的鉴别

	AsC 急性活动	急性乙型肝炎
● 初发症状	较轻	典型
● 过去史	曾检出过 HBsAg	无
● 家族史	常用	无
● 黄疸	常无	有或无
● ALT 升高	5~15×ULN（正常上限）	经常>15×ULN（正常上限）
● IgM 抗 HBc（滴度）	（−），或<1∶1 000	>1∶1 000
● HBeAg	持续（+）或较迟转换	早期血清转换
● HBsAg	炎症可消退，HBsAg 持续携带	6 个月内阴转
● 电泳 γ 球蛋白%	增高	正常
● 肝活体组织学	汇管区炎症明显，可有纤维化	小叶炎症明显而均匀
● 病程	超过 6 个月	6 个月内

四、治疗

（一）可用肝炎辅助治疗药物

（二）一般不需要抗病毒治疗，若病程 3 个月后 HBsAg 水平仍不下降时可考虑用干扰素 α 治疗，检测 HBsAg 定量有意义。干扰素 α 治疗 3 个月 HBsAg 水平较基线明显下降继续治疗或有助于使其转阴。

（三）在少数病例若黄疸持续上升或出现"胆酶分离"，消化道症状重、全身乏力明显伴 PTA 逐渐下降时应警惕发展为亚急性肝衰竭。对处于肝衰竭前期或早期的患者应尽早给予核苷类似物治疗。

第四节　慢性乙型肝炎

是一种预后较严重的慢性肝病。

一、免疫学特点

慢性乙型肝炎（CHB）患者免疫系统和 HBV 之间相互作用很复杂，机体在清除病毒同时常引起肝细胞的炎症损伤，主要是因为机体特异性免疫反应减弱、非特异性免疫反应增强所致。CHB 患者的特异性 T 细胞功能缺陷、树突状细胞（DC）等抗原递呈能力受损和 B 细胞功能异常，共用导致控制 HBV 感染的特异性免疫应答减弱或缺损。此处，具有抑制作用的调节性 T 细胞和程序性死亡受体-1（PD-1）增加、自然杀伤细胞的高度活化以及辅助性 T 细胞 17 的免疫活性均可导致肝损伤，这些非特异性免疫反应改变不能清除 HBV，却可引起肝脏免疫损害。（曾庆磊，张学秀，张政，等. 慢性乙肝临床免疫学进展与挑战. 中国医学论坛报，2012-07-26 D4）。

二、症状及体征

与前述急性肝炎类似，但也可无症状在体检或其他疾病就诊时偶然被发现。有活动性炎症者可以见到黄疸，中度以上慢性乙肝可以有肝脾轻度肿大、或有肝病面容及蜘蛛痣、肝掌等。

三、实验室检查

（一）血清 HBV 标志物的检测

HBVDNA 定量检测高于最低检测限表示有 HBV 的病毒血症，也表明有 HBV 基因组的复制。其水平（或载量）传统上以拷贝（copies）来表示，一个拷贝 DNA 就是一个 DNA 分子，更形象的说一个拷贝 DNA 就是一个 DNA 基因组，也就是代表一个病毒。

WHO 生物学标准物质和质量控制研究所（NIBSC）研制了 HBVDNA 国际标准物质，单位为［国际单位（IU）/mL］，大部分的 SCI（科学引文索引）杂志要求用 IU/mL 来表示。2008 年亚太肝病会议上发表的新指南建议使用 IU/mL。

表 3-3 不同试剂的 HBVDNA 定量单位与国际单位换算

试剂公司名称	国际单位	换算关系
罗氏	1IU/ml	≈5.6 拷贝/ml
西门子	1IU/ml	5.6 拷贝/ml
雅培	1IU/ml	3.41 拷贝/ml

（沈佐君. 分子诊断在病毒性肝炎的诊治中的应用. 中国医学论坛报，2012-06-28A10）

HBV 相关抗原及抗原抗体检测意义

（二）肝功生化检测

血清 ALT 和 AST 升高水平一般反应肝脏炎症程度。

血清胆红素 通常其升高水平与肝细胞炎症坏死程度呈正相关。

血清白蛋白 随疾病严重程度而下降，同时 γ 球蛋白增高。

凝血酶原活动度（PTA） 随疾病严重程度而下降，INR（国际标准化率）升高与 PTA 下降意义相同。

胆碱酯酶 与 PT、PTA 下降意义相同，但不够及时灵敏。

甲胎蛋白（AFP） 明显升高主要见于肝细胞癌，但也可提示大量肝细胞坏死后的肝细胞再生，故应注意其升高幅度，动态变化及其与 ALT、AST 的消长关系。

四、临床分型

（一）慢性肝炎

1. HBeAg 阳性 CHB 血清 HBsAg、HBeAg 阳性、抗 HBe 阴性，HBVDNA 阳性，血清 ALT 持续或反复异常，或肝组织学检查有肝炎病变。

2. HBeAg 阴性 CHB 血清 HBsAg 阳性，HBeAg 持续阴性，抗 HBe 阳性或阴性，HBVDNA 阳性，血清 ALT 持续或反复异常，或肝组织学检查有肝炎病变（表 3-4）。

（二）慢性无症状 HBV 携带者（AsC）

1. 慢性 HBV 携带者 多为处于免疫耐受期的 HBsAg、HBeAg 和 HBVDNA 阳性者，1 年内连续随访 3 次以上均显示血清 ALT 和 AST 在正常范围，肝组织学检查无明显异常。

2. 非活动性 HBsAg 携带者 血清 HBsAg 阳性，HBeAg 阴性，抗 HBe 阳性或阴性，HBVDNA 低于最低检测限，1 年内连续随访 3 次以上，ALT 均在正常范围。肝组织学检查显示 Knodell 组织病变活动积分（HAI）<4。临床上出现 HBeAg 血清学转换后 HBsAg 仍阳性，ALT 正常者即属此。

表 3-4 HBeAg（-）与 HBeAg（+）慢性乙型肝炎比较

	HBeAg（+）	HBeAg（-）
• 性别	男性居多	尤以男性居多
• 年龄	病程前期，较年轻	病程后期，比（+）病例平均大 5 岁
• 病史	较长	更长
• 血清 HBVDNA（cop/ml）	多在 $1 \times 10^{6-8}$，野毒株占优势	多在 $1 \times 10^{4-6}$，前 C（pC）/基本核心启动子（Bcp）变异毒株占优势
• 免疫状态	不定，初期免疫耐受性较强	免疫反应性增强
• HBV DNA 高水平病例	常因免疫耐受，病变较轻	病变重度与病毒水平正相关
• 病变活动性	ALT 较高，肝内炎症较活跃	较轻，反复活动，积累而加重
• 进展为肝硬化、HCC	进展较快	较缓慢，但累计数量较多

　　之所以将 AsC 列入慢性乙肝的临床分型内，是因为肝活体组织病理检查的结果是完全正常者仅约 10%，灶性炎症或非特异性反应炎症 45%，轻度慢性肝炎约 25%，有明显小叶病变的慢性肝炎和活动性的慢性肝炎各约 10%（骆抗先，2006）。约 80% 的 AsC 经过漫长的岁月可以自发地清除病毒（HBsAg 年血清转换率不足 1%），约 20% 病变将激活而成为慢性乙型肝炎，将约有 1/4 最后发展为肝硬化和肝细胞癌（图 3-3）。

　　（三）隐匿性 CHB　血清 HBsAg 阴性，但血清或肝组织中 HBVDNA 阳性，并有慢性乙型肝炎的临床表现。除 HBVDNA 阳性外，可有血清抗 HBs、抗 HBe 和（或）抗 HBc 阳性，但约 20% 这些抗体也可阴性。诊断需排除其他病毒及非病毒因素引起的肝损伤。

　　五、慢性肝炎根据肝功能损害程度的分度

　　（一）轻度　病情较轻，症状不明显或虽有症状、体征，但生化指标仅 1~2 项轻度异常者。

　　（二）中度　症状、体征和检验处于轻度和重度之间者。

　　（三）重度　有明显或持续的肝炎症状，如乏力、食欲减退、腹泻、便溏等可伴有肝病面容、肝掌、蜘蛛痣或肝脾肿大，无门脉高压者。

　　上述分度的检验值见表 3-5。

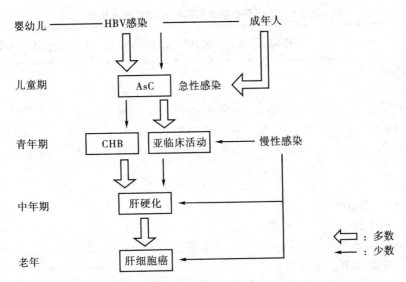

图 3-3 慢性无症状感染的远期很少数也可发展细胞肝癌

婴幼儿期 HBV 感染而发生可持续极大部分生命期；青年期后有少数发生慢性乙型肝炎（CHB）；其中又有较少数合并肝硬化；其中又有一部分并发 HCC。青年期后多数有亚临床活动，绝大多数经漫长的无症状过程感染清除；很少数也可发生慢性进展性肝病。

表 3-5 慢性肝炎实验室检验分度

项目	轻	中	重
ALT（丙氨酸氨基转氨酶）U/L	正常或<3×ULN（正常上限）	3~10×ULN	>10×ULN
TBil（总胆红素）μmol/L	1~2×ULN	2~5×ULN	>5×ULN
ALB（白蛋白）g/L	≥35	35~32	≤32
γ（蛋白电泳丙种球蛋白）%	≤21	21~26	≥26
PTA（凝血酶原活动度）%	≥70	60~70	40~60
CHE（胆碱酯酶）U/L	≥5 400	4 500~5 400	≤4 500

注：凡 ALB≤32g/L，TBil>5×ULN，PTA 60%~40%，CHE<2 500U/L 四项检测中有一项达上述程度者即可诊断为重度慢性肝炎。

六、血清乙型肝炎标志物检测的临床意义

血清乙肝病毒标志物（HBVM）的检测可提示 HBV 感染所处的阶段，有助于临床分型，见表 3-6。

表 3-6　乙型肝炎血清 HBVM 检测的临床意义

	HBsAg	HBeAg	抗 HBcIgM	抗 HBcIgG	抗 HBs	抗 HBe	HBVDNA
急性乙肝							
潜伏期	+	+		−	−	−	
急性早期	+	+	+	−	−	−	+
急性后期	+	−		+	−	+	+/−
恢复期				+	+	+	
慢性乙肝							
复制期	+	+	+（低滴度）/−	+	−	−	+
低（无）复制期	+	−		+	−	+	
前 C 基因变异	+	−		+	−	+	
慢肝急性发作	+	+/−	+（低滴度）/−	+		+/−	+
隐匿性慢性乙肝				+/−	+/−	+/−	
AsC							
慢性 HBV 携带者	+	+		+	−	−	+
非活动性 HBsAg 携带者	+	−		+/−	+/−	+/−	
曾感染过乙肝已恢复					+	+/−	
接种乙肝疫苗后					+		

七、乙肝病毒（HBV）基因变异对乙肝病毒标志物（HBVM）的影响

（一）S 区变异　较多发生在 S145（nt587）位点，由 GGA（甘氨酸，G）变为 AGA（精氨酸，R），亦可在其他位点发生变异。可产生以下结果：

1. HBsAg 与抗 HBs 并存，出现这种现象的原因可能有：①α 决定簇变异：变异株所产生的 HBsAg 可逃避原来未变异株诱生的抗 HBs 的中和作用而与抗 HBs 共存；②变异引起亚型的转换；③若患者先后感染了不同亚型，也可出现 HBsAg 与抗 HBs 共存的现象。

2. 出现乙肝疫苗免疫失败。

3. 导致 HBIG 未能预防肝移植后 HBV 再感染。

4. 出现 HBsAg 阴性的慢性乙肝，这是因为 S 区发生变异后，HBsAg 的表达可能较低或其抗原性改变较大，用现有试剂检测不出。

（二）前 C 区变异　nt1896 位点 TGG（色氨酸，W）变为 TAG（终止密码），TGG 中的 G 为前 C 基因本身第 83 个 nt 位点，故又称为 A83 突变，又因处于前 C 基因第 28 个氨基酸序列，故可称为终止 28，有时

伴有以下变异：nt1899 GGC（甘氨酸，G）变为 GAC（天冬氨酸，D）。变成终止密码后，就形成不了 p25e 蛋白，也就形成不了 HBeAg，这种变异株在临床上就表现为 HBeAg 阴性的慢性乙肝。

（三）基本核心启动子（BCP）变异　常见以下两个位点的联合变异：nt1762 AAA（赖氨酸，K）变为 AAT（天冬氨酸，N），nt1764 GGT（甘氨酸，G）变为 GAT（天冬氨酸）。联合变异后使 HBeAg 的表达平均降低 70%，也是发生 HBeAg 阴性慢性乙肝的另一原因。前区 C 及 BCP 变异可使病毒复制增强。

八、乙型肝炎的肝外并发症

1. HBV 确定的复制部位仅有肝细胞。其他被感染的部位尚有胆小管上皮、胰岛、肾系膜和淋巴样组织中的细胞。

2. 常见的并发症有 HBV 相关性肾炎、胆道感染、胰腺炎、急性溶血、再生障碍性贫血、结节性多动脉炎。对并发症如 HBV 相关肾炎可用 IFNα、核苷类似物治疗。

第五节　淤胆型肝炎

其发生率乙型肝炎<甲型肝炎<戊型肝炎

是以肝内淤胆为主要表现的一种特殊类型，又称毛细胆管炎型肝炎。急性淤胆型肝炎起病类似急性黄疸型肝炎，大多数可恢复。在慢性肝炎或肝硬化基础上发生上述表现者，为慢性淤胆型肝炎。

一、临床表现

黄疸深、皮肤瘙痒、粪色灰白、肝大，但消化道症状轻。

二、实验室检查

血清总胆红素（TBil）明显升高，以 DBil（直接胆红素）为主，γ谷氨酰转肽酶（γ-GT），碱性磷酸酶（ALP），总胆汁酸（TBA），胆固醇（CHO）等升高。ALT、AST 升高不明显，PTA 多数>60%。

三、治疗

（一）腺苷蛋氨酸　每日 1.0~1.5g 分 2 次用葡萄糖液稀释后静脉滴注。

（二）熊去氧胆酸　每日剂量 13~15mg/kg，分 3 次口服。以上两药应联合应用。

（三）糖皮质激素，适用于以上两药无效的高黄疸病例，短期应用可使黄疸顿挫，但并不能缩短病程。泼尼松龙 30~40mg/d 或甲强龙（甲泼尼龙）24~32mg/d，上午一次顿服，黄疸明显消退（约需 2 周）后逐渐减量，疗程一般 2~3 个月。HBV 感染用激素时必须同时联合核苷（酸）类似物，以避免 HBV 被激活。还应同时使用抑制胃酸分泌药物。

第六节　肝炎的病理组织学诊断

一、乙型肝炎组织病理学的主要改变

急性乙肝主要表现为明显的腺泡内炎症，肝细胞凋亡，点灶状坏死和广泛的血窦内细胞浸润，病变重点在小叶中央区。

慢性乙肝组织学改变以汇管区为基础，炎症由此向小叶内浸润，界面性炎症发展到桥接坏死，纤维化由此向小叶内伸展。

二、慢性肝炎病变的炎症活动度分级（G，grade）和肝纤维化程度的分期（S，stage）（表 3-7）

表 3-7　慢性肝炎病变的分级、分期标准

炎症活动度（G）		
级	汇管区及周围	小叶内
0	无炎症	无炎症
1	汇管区炎症	变性及少数点、灶状坏死灶
2	轻度碎屑坏死	变性，少数点、灶状坏死灶或嗜酸小体
3	中度碎屑坏死	变性，融合坏死或见桥接坏死
4	重度碎屑坏死	桥接坏死范围广，累计多个小叶（多小叶坏死）
纤维化程度分期（S）		
期	纤维化程度	
0	无	
1	汇管区纤维化扩大，局限窦周及小叶内纤维化	
2	汇管区周围纤维化，纤维间隔形成，小叶结构保留	
3	纤维间隔伴小叶结构紊乱，无肝硬化	
4	早期肝硬化	

注：1. 碎屑坏死（PN）又称界面肝炎（interface hepatitis）。

　　2. 炎症活动度按汇管炎、汇管区周围炎症及小叶内炎症定级，当两种不一致时，总的炎症活动度（G）以高者为准。

以上分级（G）和分期（S）为国内常用。国外广泛使用下述的 HAI 分级、分期。

三、组织病变活动积分（HAI）系统

Knodell 提出的 HAI 系统（表 3-8），可对一份活体肝组织作半定量评估。由 4 种病变成分的分数累计。为使评估准确，须有 2cm 以上的肝组织、6 个以上汇管区。区分轻重按腺泡或汇管区病变的积分总数。

表 3-8　肝活体组织的病变活动性和纤维化积分（Knodell）

积分	界面炎/桥接坏死①	腺泡内炎症②	汇管区炎症③	纤维化④
1	轻	轻，≤1/3 小叶	轻，≤1/3 汇管区	汇管区纤维化
3	中-50% 汇管区外周	中，1/3~2/3 小叶	中，1/3~2/3 汇管区	桥接纤维化
4	重	重，≥2/3 小叶	重，≥2/3 汇管区	肝硬化
5	界面炎中+桥接坏死			
6	界面炎重+桥接坏死			
10	多腺泡坏死			

HAI 积分的前三项的①②③反映炎症活动的 3 个方面，三者对预后的严重性不同，积分不是等价的。①②③是穿刺当时炎症病变的活动性，后一项④是病变累积的结果，为准确判定病变的程度，应对 4 项分别积分。

炎症 3 个方面合计 18 分：1~3 分表示病变极轻（轻微病变），4~6 分轻度，9~12 分中度，13~18 分重度慢性肝炎。

第七节　慢性乙肝的核苷（酸）类似物抗病毒治疗

自 20 世纪 90 年代拉米夫定开始上市以来，对慢性乙肝进入了口服抗病毒药治疗的新时代。核苷（酸）类似物（NA）抑制 HBVDNA 复制能力强，口服方便，不良反应少，随疗程延长出现耐药性是其缺点。

一、及时治疗的必要性

慢性乙型肝炎轻重不一，特点是在漫长病程中的病情反复活动。多数病例将逐渐加重；有些逐渐进展至肝硬化、肝衰竭和肝细胞癌。疾病

发展可较隐蔽，许多病例是在"无症状"中进展的。约40%的病例最终死于进展性肝病。以往许多医生、更多病人满足于肝酶正常，更由于经济承受力不足，接受抗病毒药物治疗的病人的比例小，近年来接受抗病毒治疗的病人逐渐增多。抗病毒治疗HBeAg阳性慢性肝炎比治疗HBeAg阴性慢性肝炎要有效得多（若30岁前已获得HBeAg转换者，发生肝硬化的风险应为<1%）、经济得多；治疗慢性肝炎比治疗活动性肝硬化要有效得多、经济得多；治疗病情活动的代偿性肝硬化比治疗失代偿性肝硬化要有效得多、经济得多（图3-4）。而且，病变越是进展能逆转的成分越少。

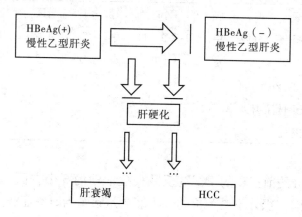

图3-4　慢性乙型肝炎的进展：抗病毒治疗的预防意义

病变阶段性进展，越晚越恶劣，越晚越难治疗，发生肝硬化后，抗病毒治疗也难完全防止其进一步发展。箭头宽度大致表示发生率的高低，箭头后实线表示抗病毒治疗能够防止其发生，虚线表示可能防止。

二、核苷（酸）类似物（NA）的作用机制

NA主要是通过HBV反转录酶（rt）将外来的由NA形成的药源性底物与HBVDNA链延长所需要的天然底物相竞争，并结合到延长中的DNA链上从而使DNA链的延长中止。NA直接抑制HBVDNA复制，间接抑制病毒蛋白的翻译。

图3-5重点显示与抗HBV药物作用靶点有关的部分：

三、核苷（酸）类似物的种类及用法

（一）核苷类似物　拉米夫定（LAM）每日100mg 1次，恩替卡韦（ETV）每日1次0.5mg口服，替比夫定（L-deoxythymidine，LdT）每日

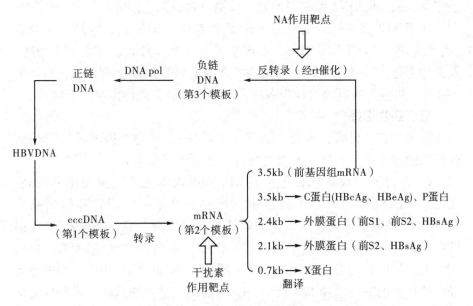

图 3-5　HBV 复制要点示意图

cccDNA：共价闭合环状脱氧核糖核酸，mRNA：信使核糖核酸，kb：千个碱基对，rt：反转录酶，DNApol：DNA 聚合酶

1 次 600mg 口服。

（二）核苷酸类似物　阿德福韦酯（ADV）每日 1 次 10mg 口服，替诺福韦（TDF）每日 1 次 300mg 口服。在上两种类似物之间除 rt181 位点外无交叉耐药。

四、适应证的选择

应做到"三个合适"，选择合适的患者在合适的时机，选择合适的药物开始治疗。

国内外各家治疗慢性乙型肝炎的指南和共识均以有 HBVDNA 复制（HBVDNA 阳性），HBeAg 阳性或阴性，伴有 ALT 升高>2×正常值上限（排除其他病因引起的 ALT 升高）为适应症。对 HBVDNA 水平，HBeAg 阳性患者>10^5 拷贝/ml，HBeAg 阴性者≥10^4 拷贝/ml。笔者认为，如此将 HBVDNA 水平统一划线值得商榷，因为处在免疫清除期的患者如重度慢性乙肝或伴高黄疸处于慢加急性肝衰竭前期或早期的慢性乙肝，随着 ALT 的明显升高，其 HBVDNA 水平可有明显的下降，不能排除少数患者的 HBVDNA 水平可能<10^4 拷贝/ml，而这些患者恰是最需要核苷类似物治疗者，故 HBVDNA 水平只要高于检测下限或阳性即可。

对于 ALT 在 1~2×正常值上限的患者应考虑性别、年龄、家族史（有无肝癌）、HBV 初染时间、影像学检查（有无脾大、肝表面光滑度）及某些生化检验（如电泳 γ 球蛋白%是否增高等）做全面评估。对年龄>40 岁、男性、有肝癌家族史者应强烈建议做肝穿刺活体组织学检查。

五、药物选择

要考虑三个要素：效能（病毒学应答率），药物基因屏障（产生耐药所需的碱基突变数目）及患者特征（包括经济能力）。

（一）单药治疗　恩替卡韦（ETV）进入体内后三磷酸化率较高，在已上市的核苷（酸）类似物中抗病毒活性最高。ETV 和替诺福韦（TDF）的基因屏障高，其 5 年的累计基因型变异分别 1.2%及 0。美国肝病研究会（AASLD）指南（2009）及欧洲肝病研究会（EASL）指南（2009 及 2012）均推荐优先选用 ETV 或 TDF 作为一线单用药。根据患者经济情况有的亦可选择 LdT 或 LAM，但需纳入路线图管理，采取优化治疗策略。对慢性乙肝重度患者初始治疗不宜选用 ADV，因其起效较慢。EASL 指南（2012）提出，目前尚无证据表明 NA 初治患者采用联合治疗较单独应用 ETV 或 TDF 治疗有更大的优势。

（二）联合治疗　使用无交叉耐药位点的两种药物；核苷类似物和核苷酸类似物中的各一种的联合治疗。喻剑华等报道，初始拉米夫定（LAM）和 ADV 联合与 ETV 单药治疗慢性乙肝，两组各 60 例，观察显示要点为：①治疗 48 周时单药组和联合组 ALT 复常率、HBVDNA 下降<1 000 拷贝/ml、HBeAg 血清转换率等的差异均无统计学意义。②治疗 96 周时，HBVDNA 下降<300 拷贝/ml、HBVDNA 下降<1 000 拷贝/ml 患者比率、HBeAg 血清学转换率联合组分别为 96.1%、98%、41.7%，单药组分别为 79.2%、87.5%、16.7%，P 值均<0.05，差异有统计学意义，但两组患者与基线比较 HBVDNA 和 HBsAg 下降绝对值以及 ALT 复常率差异无统计学意义。③治疗 96 周时，联合组未见病毒学突破，而单药组累计发生病毒学突破 4 例，其中 2 例患者在基线时存在 LAM 相关耐药基因变异位点。对此尚需做更多的临床研究。现学者主张对于基线高病毒载量、肝硬化、有肝癌家族史及合并人获得性免疫缺陷病毒（HIV）感染患者应优先考虑联合治疗。

六、优化治疗

优化治疗是根据治疗 24 周（有的 12 周，48 周）时病毒学应答情况预测远期疗效，并调整治疗方案。并由此形成了一个路线图管理策略。

Yuen MF 等（2007）报道，74 例 HBeAg 阳性患者接受拉米夫定（LAM）治疗，以 4 周及 16 周 HBVDNA 降至 10^4 拷贝/ml 和 $3.6×10^3$ 拷贝/ml 为两个 cut off 值，低于此值者治疗 5 年时均获得理想病毒学应答，而高于此值者分别有 87.7% 及 83.8% 未获得理想应答。Zeuzem S 等（2009）报道，替比夫定（LdT）临床试验含 458 例 HBeAg 阳性及 222 例 HBeAg 阴性患者，HBeAg 阳性患者基线 HBVDNA<10^9 拷贝/ml，ALT≥2×正常值上限，治疗 24 周时检测不到 HBVDNA 者继续治疗到 2 年 HBVD-NA 持续检验不到率 89%，HBeAg 血清学转换率 52%，耐药率 1.8%；HBeAg 阴性患者基线 HBVDNA≤10^7 拷贝/ml，ALT≥2×正常值上限，治疗 24 周时 HBVDNA 检测不到者，继续治疗 2 年时，HBVDNA 持续检测不到率 91%，ALT 复常率为 83%，耐药率 2.3%。

Keeffe 等 2007 年提出治疗路线图策略，来源于低基因屏障药物 LAM、LdT 治疗时早期病毒学应答预测结局的研究数据。具体做法是监测第 12 周、第 24 周血清 HBVDNA 水平，根据所监测的病毒学应答情况来调整治疗方案，以改善治疗效果。

（一）治疗 12 周时间节点 LAM 治疗 12 周评估是否有原发性应答（HBVDNA 较基线下降>$1\log_{10}$拷贝/ml），如有此应答则维持治疗不变；若未达到此标准则为原发性无应答，需视患者的依从性，若未每日按时服药者则督促坚持治疗，但若依从性良好仍为原发性无应答者，需加用阿德福韦酯实施联合治疗，亦可换用更具抗病毒活性的药物如恩替卡韦。

（二）治疗 24、48 周时间点 将治疗 24 周时的 HBVDNA 作为评估长期疗效的早期预测因子。24 周适用于对 LAM 和 LdT 的评估。此时，对病毒学应答的判定分 3 种情况：

1. 完全病毒学应答（高度应答） HBVDNA 低于检测下限或<300 拷贝/ml。对此类患者维持原药物治疗。每 6 个月检测 1 次。

2. 部分病毒学应答（中度应答） HBVDNA 高于检测下限并<10^4 拷贝/ml。对此类患者可选的策略有：①加用基因变异位点不同的第二种药物，如先用 LAM 或 LdT 者可加用阿德福韦酯（ADV）联合治疗。②如初选药物为基因屏障高的药物如恩替卡韦（ETV），可继续治疗。以上均每 3 个月检测 1 次。继续治疗至 48 周，获得完全性应答则维持用药，

否则加另一种抗病毒活性更强且无交叉耐药点的药物。

48 周适用于对 ADV 的评估。治疗 48 周的 HBVDNA $< 3\log_{10}$，$3 \sim 6\log_{10}$ 和 $> 6\log_{10}$ 拷贝/ml 者，在第 144 周分别有 4%，26% 和 67% 发生耐药。ADV 初始治疗 48 周如未达到完全病毒学应答，应加用 LAM、LdT 或 ETV 进行联合治疗。

3. 不充分病毒学应答（低度应答）　HBVDNA $> 10^4$ 拷贝/ml。对此类患者 Keeffe 原文为"加用作用更强的抗病毒药"，在替诺福韦（TDF）未上市的情况下可用 ETV 联合 ADV。每 3 个月监测 1 次。

路线图管理策略是对各指南与共识的一个重要补充，应两者相互配合应用，可在治疗开始后提前预测疗效，将耐药的时间点由发生病毒学突破前移至病毒学应答不满意时即采取应对措施。但各个药物的最佳检测时间点和判断界值可能有所不同，每个患者可能需要应答指导治疗（RGT）个体化的优化路线图。

关于应答不佳的界定，我国多数专家认为是指通过一定时间抗病毒治疗（LAM、LdT 和 ETV 治疗 24 周，ADV 治疗 48 周）HBVDNA 下降 $> 2.0\log_{10}$ 拷贝/ml，但仍 $> 1\ 000$ 拷贝/ml（国产试剂检测最低值）。对此类患者应尽早加用另一种无交叉耐药的核苷（酸）类似物进行优化联合治疗。

七、长期治疗的策略

随核苷（酸）类似物治疗时间延长，耐药发生率相应增加，为此确定治疗终点成为必要。2012 年新版 EASL 慢性乙肝防治指南提出了 3 种治疗终点：

（一）在 HBeAg 阳性和阴性的患者，理想的终点（the ideal endpoint）是治疗停药后 HBsAg 消失，不拘是否有抗 HBs 的血清转换，这与慢性乙肝活动性的完全肯定的缓解相关且可改善长期转归。

（二）在 HBeAg 阴性患者（包括基线 HBeAg 已有持久的血清转换或基线 HBeAg 阴性患者的两者之一）治疗后出现持续的病毒学应答（灵敏的 PCR 检测仍检测不到 HBVDNA）及生化应答（ALT 正常）是满意的终点（the satisfactory end point），因为这可提示与预后的改善有关。

（三）在 HBeAg 阳性未发生抗 HBe 血清转换的患者和 HBeAg 阴性患者，在长期治疗下维持病毒学缓解（灵敏的 PCR 检测仍检测不到 HB-VDNA）是仅次于最称心的终点（the next most desirable end point）。

中国慢性乙肝共识（2010 版）提出：

对 HBeAg 阳性慢性乙肝，在达到满意的治疗终点后巩固治疗至少 1 年，整个疗程不少于 2 年可以停药，每 3 个月 1 次随访检测。

对 HBeAg 阴性的慢性乙肝，理想的治疗终点实际上很难达到，这与肝细胞核内存在的共价环状闭合 DNA（cccDNA）有关。它是 DNA 复制的初始模板，现尚无药物可以通过清除感染细胞来降低 cccDNA 量。中国 2010 年版指南提出，在 HBVDNA 低于检测下限、ALT 复常后再巩固治疗至少 1 年半，且总疗程至少达到 2 年半可考虑停药。上两个指南均提出由于停药后复发率较高，可以延长疗程，每 3 个月 1 次随访检测。笔者认为，此时的处理应做个体化评估，对以下患者需进一步延长疗程：1. 男性，>40 岁；2. 有肝癌家族史；3. 影像学检查或生化学检查有肝纤维化表现或有脾大者。延长治疗的目的是使患者尽多地延长感染静息期，阻止肝炎反复发作和肝病进一步发展。

八、乙肝病毒 P 基因的变异与临床耐药

（一）HBV 复制需要 rt/DNA 聚合酶（DNA pol），其属于 HBV 基因组读码框架中 P 基因的一个区段，2001 年 Stuyver 等已具有划定其活性区，由 HBV 全基因序列第 130 个核苷酸（nt）开始，共有 344 个密码子。rt 在 HBV 复制时将底物 dNTP（三磷酸脱氧核苷）聚合（装配）到延长中的 DNA 链上时起催化作用，但此酶缺乏自我校正活性，在催化过程中可出现错配现象（反转录失真），造成碱基突变，nt 错配率达 10^{-5}。

在 HBV 复制过程中不断产生上述变异，因此在 HBV 感染者体内常形成由基因十分相似但不完全等同的病毒株组成的准种（guasispecis）。在未接受核苷（酸）类似物治疗的患者中，野生株占准种的绝大多数，耐药变异株在患者用药前就可能少量存在（预存耐药），也可能在用药过程中产生。患者用药后对药物敏感的野生株受到抑制，含有耐药变异的病毒株得以有更多空间进行复制，"此消彼长"。当对某一药物有耐药性的病毒株成为准种中的主要病毒株时此药即失去疗效。当耐药突变株达到准种的 20% 以上时用直接 PCR 测序可以检出。

（二）碱基突变后发生耐药的直接原因是变异株的 rt 影响到核苷（酸）类似物与其结合，如拉米夫定（LAM）治疗中选择出的 rtM204V 或 rtM204I，V（缬氨酸）和 T（苏氨酸）均比 M（甲硫氨酸）多出了一个 β 甲基，造成 LAM 结合位点的空间拥挤，从而使 LAM 不能有效地与 rt 结合，由此 rtM204V 或 rtM204I 变异株的复制不再受 LAM 的影响，降低了药物的敏感性发生了耐药.（注：rtM204V 中的数字是 rt 的 204 位点，之前的 M 为未变异的野生株病毒氨基酸——甲硫氨酸的缩写，之后的 V 为变异株病毒氨基酸——缬氨酸的缩写），耐药的定义为在持续治疗中 HBVDNA 再现亦称病毒学突破（virological breakthrough）。

（三）各药物相关的变异位点　核苷类似物和核苷酸类似物的 rt 变异位点不同，ADV 现为除 rt181 位点外与其他核苷类似物无交叉耐药位点的唯一药物。LAM 相关的主要变异位点为 rtM204V/I（YMDD→YVDD 或 YMDD→YIDD）。其次为 rtL180M 和 rtV173L，一小部分变异发生在 A181V/T，L80V/T，均为 LAM 的辅助变异位点。如果 rtM204V/I 变异后，继续使用 LAM，可产生辅助变异，辅助变异后对其他核苷（酸）类似物的后续治疗效果疗效均下降。LdT 的变异位点为 rtM204I。恩替卡韦（ETV）需在已有两个拉米夫定（LAM）变异位点（rtM204V/I，rtL180M）的基础上再加 1 个 rtL169T、rtT184G、rtS202I 或 rtM250V 位点的变异才能产生耐药。鉴于 ETV 和 LAM 存在交叉耐药位点，故对 LAM 耐药的患者不再推荐使用 ETV。

ADV 的变异位点是 rtA181V/T 和 rtN236T。其他少见变异位点已发现的有 rtI233V。rtA181V/T 变异与 LAM 的变异位点有交叉，变异后对大部分核苷类似物均有一定的耐药性，在体外试验中 rtA181V 对 LAM、ETV 和恩曲他滨的敏感性降低 12~15 倍。

图 3-6 及图 3-7 示直接 PCR P 基因直接测序的 LAM 及 ADV 变异位点

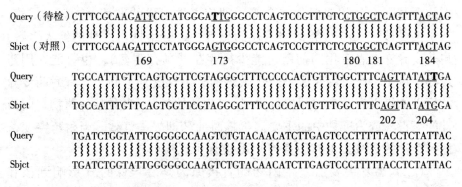

提示：rt173 位点缬氨酸→亮氨酸　　rt204 位点甲硫氨酸→异亮氨酸

　　（GTG）（TTG）　　　　（ATG）　（ATT）

图 3-6　rt204 及 173 位点变异

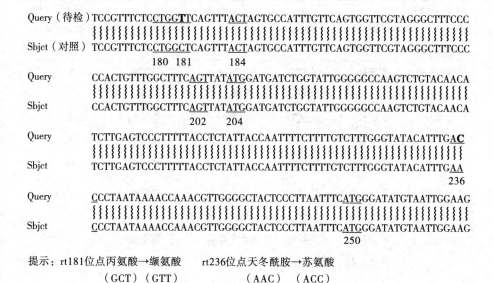

提示：rt181位点丙氨酸→缬氨酸　　rt236位点天冬酰胺→苏氨酸
　　　（GCT）（GTT）　　　　　（AAC）（ACC）

图 3-7　rt181 及 236 位点变异

为便于读者切实了解病毒 P 基因 rt 区段碱基突变和氨基酸变异情况，附"遗传密码表"（表 3-9）。

表 3-9　遗传密码表（Nirenberg，1965）及氨基酸名称的缩写

第一个核苷酸/脱氧核苷酸	第二个核苷酸/脱氧核苷酸				第三个核苷酸/脱氧核苷酸
	U/T	C	A	G	
U（尿嘧啶）/ T（胸腺嘧啶）	苯丙氨酸 (Phe, F)	丝氨酸 (Ser, S)	酪氨酸 (Tyr, Y)	半胱氨酸 (Cys, C)	U/T
	苯丙氨酸	丝氨酸	酪氨酸	半胱氨酸	C
	亮氨酸 (Leu, L)	丝氨酸	无意义 (终止密码子)	无意义 (终止密码子)	A
	亮氨酸	丝氨酸	无意义 (终止密码子)	色氨酸 (Trp, W)	G

续　表

第一个核苷酸/脱氧核苷酸	第二个核苷酸/脱氧核苷酸				第三个核苷酸/脱氧核苷酸
	U/T	C	A	G	
C（胞嘧啶）	亮氨酸	脯氨酸（Pro，P）	组氨酸（His，H）	精氨酸（Arg，R）	U/T
	亮氨酸	脯氨酸	组氨酸	精氨酸	C
	亮氨酸	脯氨酸	谷氨酰胺	精氨酸	A
	亮氨酸	脯氨酸	谷氨酰胺	精氨酸	G
A（腺嘌呤）	异亮氨酸（Ile，I）	苏氨酸（Thr，T）	天冬酰胺（Asn，N）	丝氨酸	U/T
	异亮氨酸	苏氨酸	天冬酰胺	丝氨酸	C
	异亮氨酸	苏氨酸	赖氨酸（Lys，K）	精氨酸	A
	甲硫氨酸（Met、M）	苏氨酸	赖氨酸	精氨酸	G
G（鸟嘌呤）	缬氨酸（Val，V）	丙氨酸（Ala，A）	天冬氨酸（Asp，D）	甘氨酸（Gly，G）	U/T
	缬氨酸	丙氨酸	天冬氨酸	甘氨酸	C
	缬氨酸	丙氨酸	谷氨酸	甘氨酸	A
	缬氨酸	丙氨酸	谷氨酸	甘氨酸	G

注：U 是核苷酸里的碱基

九、停药复发再治疗

（一）停药后复发通常是指接受过核苷（酸）类似物治疗 24 周以上，期间由于各种原因停药后，病情再次复发（HBVDNA 阳性、ALT ≥ 2 ×正常值上限）需再次进行抗病毒治疗者。多发生于未达到治疗终点的患者，也较多见于有乙肝家族史、病毒学应答出现时间晚、基线高 HBVDNA 水平、停药时 HBsAg 高水平耐药后再次抗病毒治疗者。即使在 HBeAg 血清学转换和 ALT 复常者停药一段时间后也不能完全排除复发。LAM 停药 3 年累计 HBeAg 逆转率为 54%，对 HBeAg 阴性患者 ETV 治疗 48 周停药 24 周，超过 90%患者 HBVDNA 不能维持在<300 拷贝/ml。

（二）如何减少停药后复发 ①延长原治疗疗程，应尽力将HBVDNA降至最低检测值以下，Lee HC等报道，LAM治疗发生血清学转换或HBeAg阴转后，延长治疗6个月（23例）、12个月（26例），2年复发率分别为59%、50%；而停药时HBVDNA<200拷贝/ml和$\geqslant 10^3$拷贝/ml者，2年复发率分别为37%和73%。②对核苷（酸）类似物治疗的患者使用更敏感的HBVDNA检测方法（如瑞士Roche COBAS Amplicor PCR分析仪及美国Abbott Real-Time HBV定量分析技术），以查出处于低水平HBVDNA的患者，延长疗程。③核苷（酸）类似物治疗后序贯使用兼有免疫调节及病毒抑制的干扰素是一项选择。但对原治疗已有结果，停药时HBVDNA已小于检测下限且ALT已复常的患者，并不符合一般使用干扰素的适应证，因此对这部分患者实用价值不大。

（三）对停药复发的再治疗 ①若原用药物有效果，可以重新使用，但需联合一种与其无交叉耐药位点的核苷（酸）类似物。②若原用药效果不甚满意，可以换用抗病毒活性更强的药物或进行联合治疗。③对于未达到治疗终点而停药的患者，再治疗时最好先做耐药位点的检测，根据个体情况决定采用原治疗方案或联用无交叉耐药位点的药物。④对于复发时HBVDNA高水平如HBeAg阳性患者>9.0log$_{10}$拷贝/ml，HBeAg阴性患者>7.0log$_{10}$拷贝/ml，再治疗时建议给予联合治疗。

十、核苷（酸）类似物耐药的预防

（一）对处于免疫耐受期的HBV携带者不予治疗，避免一旦有活动性炎症而需治疗时更易出现耐药变异株病毒。

（二）避免使用基因屏障低的药物单药序贯治疗。如近年曾采用的LAM后序贯ADV，这可选择出rt多位点变异的多重耐药株。

（三）着重在治疗开始后尽快地抑制HBV复制。因为rt碱基突变来自于基因复制过程中的错配现象，病毒复制中才可能发生变异。对早期应答不佳者，需参考路线图管理策略及时调整药物。

（四）酗酒、体重指数高及男性患者是发生耐药的高危因素，对此须采取禁酒、减轻体重等对应措施。

十一、核苷（酸）类似物耐药的补救治疗

（一）病毒耐药后可出现病毒学突破及反弹，多后继生物化学突破及反弹；HBeAg血清学转换率降低或已发生转换后又发生了逆转换；肝组织学已有的进步开始倒退；肝脏病变进展，肝硬化发生率增高。对耐药的补救治疗应尽早最好在发生生物化学突破前开始。因此，对接受核苷（酸）类似治疗者必须每3个月监测一次。

（二）补救治疗的基本原则是加用一种无交叉耐药的第二种药物，如对核苷类似物耐药者加用核苷酸类似物，反之亦然。联合治疗核心价值在于彼此抑制 rt 耐药位点的变异，从而消除或显著减少耐药变异的风险。意大利 Lampertico 等（2007）报道，145 例拉米夫定（LAM）耐药患者（73% 肝硬化、86% HBeAg 阴性慢性乙肝）加用阿德福韦酯（ADV），在中位数 42 个月（范围 12~74 个月）时 116 例（80%）清除了 HBVDNA，122 例（84%）ALT 复常，145 例（100%）未发生病毒学和监临床生化学突破。rtA181V/T 是唯一能检出与 ADV 相关的变异，未加 ADV 前 6 例（1 例 rtA181V，5 例 rtA181T）。治疗 1、2、3 及 4 年 rtA181T 变异率为 1%、2%、4% 和 4%。另有报道，42 例 HBeAg 阴性出现 YMDD 变异伴有病毒学及生物化学突破的慢性乙肝患者随机分为两组，一组单用 ADV 治疗，另一组联合 LAM 和 ADV 治疗。治疗开始后 12 个月两组患者的 HBVDNA 及 ALT 无明显区别，但单用 ADV 组有 21% 发生 ADV 基因变异，而联合治疗组未发现有 ADV 耐药。联合治疗中的 LAM 不仅能降低过渡期由于野生株复制所致的严重肝炎的发生率，还可降低 ADV 的耐药率。

（三）EASL 指南（2012）提出：

对 LAM 耐药　换用替诺福韦（TDF）或加用 TDF 同样有效。

对 ADV 耐药　换用恩替卡韦（ETV）或 TDF 加恩曲他滨（emtricitabine）–制剂商品名 truvada，每片含恩曲他滨 200mg、TDF 300mg。此时换用 TDF 单药治疗，对由 ADV 耐药所致的病毒学突破伴高水平 HBVDNA 的患者，不是最佳选择。

对 LdT 耐药或 ETV 耐药　换用或加用 TDF 是优先选择。

迄今尚无对 TDF 耐药的报道，如确实证明出现耐药可加用核苷类似物（首选是 ETV）做联合治疗。

（四）根据国内患者经济情况、TDF 未上市的情况，可参考表 3-10 进行补救治疗。

（五）对多重耐药病毒变异株首先考虑干扰素治疗，备选方案为替诺福韦联合恩替卡韦或用 truvada。

表 3-10　核苷（酸）类似物耐药的补救治疗

耐药	补救药物
LAM	• 加用 ADV • 若非 rtM2041 变异，可将 LAM 换为 LdT，加用 ADV
ADV	
rtA181T/V 变异	加用 ETV
rtN236T 变异	加用 LAM 或 LdT 或 ETV
LdT	加用 ADV
ETV	加用 ADV

十二、不良反应

本类药物较安全，不良反应少见，已报道有以下 4 类不良反应：

（一）肾小球病变　在无肾脏病患者中，应用 ADV1 年的肾毒性发生率为 0，应用 5 年肾毒性的发生率为 3%～8%。国外报道，治疗 48 周，TDF 组（300mg/d，426 例）中没有患者的血肌酐较基线升高 ≥0.5mg/dl，在 ADV 组（10mg/d，215 例）中有 1 例（0.5%）达到前值。

在肾功受损患者，应参考肌酐清除率来调整剂量（表 3-11）。

表 3-11　肌酐清除率与核苷（酸）类似物治疗慢性乙型肝炎的剂量

肌酐清除率	拉米夫定	阿德福韦酯	恩替卡韦	替比夫定	替诺福韦
≥50ml/min	100mg/24h	10mg/24h	0.5mg/24h	600mg/24h	300mg/24h
30～49ml/min	100mg/48h	10mg/48h	0.5mg/48h	600mg/48h	300mg/48h
10～29ml/min	100mg/72h	10mg/72h	0.5mg/72h	600mg/72h	300mg/72h
透析患者	100mg/w	10mg/w	0.5mg/w	600mg/w	300mg/w

附：肌酐清除率（Ccr）计算方法

男性：Ccr（ml/min）=（140-年龄）×体重（kg）/（除以）72×血肌酐浓度（mg/dl）

女性：Ccr（ml/min）=（140-年龄）×体重（kg）/85×血肌酐浓度（mg/dl）

若检验报告为 μmol/L 时，可将 μmol/L×0.01132，换算成 mg/dl。

Ccr 正常值 85～125ml/min（男性），75～115ml/min（女性）。

（二）肌痛 迄今已有 LAM、LdT 引起肌痛的报道，见表 3-12。

表 3-12 替比夫定及拉米夫定肌肉骨骼系统损害国家监测中心与 WHO 监测数据

药物	不良反应的临床表现	国家监测中心数据	WHO 监测数据
替比夫定	横纹肌溶解症	7 例	2 例次
	可能与横纹肌溶解相关事件	—	29 例次
	肌酸激酶升高	41 例次	11 例次
	肌病	7 例次	7 例次
	肌痛	10 例次	7 例次
	肌无力	4 例次	1 例次
	肌炎	1 例次	1 例次
	肢体痛	4 例次	—
	关节炎	—	1 例次
	肾功能异常	1 例次	—
	关节痛	—	1 例次
拉米夫定	横纹肌溶解症		14 例次
	可能与横纹肌溶解相关事件	19 例次	292 例次
	肌酸激酶升高	4 例次	88 例次
	肌痛	10 例次	136 例次
	关节痛	5 例次	—
	肾功能异常	—	53 例次
	骨痛		15 例次

资料来自：SDFA 网站．替比夫定和拉米夫定导致横纹肌溶解．中国医学论坛报，2010. 07. 29. A5（原表未标相关时间）

国外报道，LdT 治疗 52 周和 104 周同时发生 3~4 级肌酸激酶（CK）升高者分别为 7.5% 和 12.9%。高于 LAM 的 3.1% 和 4.1%。

相关肌病的症状通常轻微，主要表现为肌痛、肌无力症状。发生肌病时，常有 AST 升高。多数患者在停药 2~4 周后 CK 水平明显降低，症状亦随之改善，多数患者转归良好。但病情出现弥漫性肌肉疼痛、肌肉触痛、肌无力、关节痛等症状时应立即检验 CK 及 LDH（乳酸脱氢酶），必要时立即停药。

（三）周围神经病 主要见于干扰素和 LdT 联合治疗。一旦发现立即停 LdT，并可用维生素 B_{12}、B_1 及辅酶 Q_{10} 等药物治疗。

（四）乳酸酸中毒 核苷（酸）类似物相关的乳酸酸中毒既往主要见于艾滋病治疗，在 HBV 治疗中，国外仅见个案报道，国内未见相关报道。

十三、特殊患者的治疗

（一）儿童 国外已将 LAM 及 ADV 用于治疗儿童 CHB，疗效及安全性与成人相似。LAM 的推荐剂量为每日 3mg/kg，ADV 的推荐剂量为每日 0.3mg/kg，12 岁以上者均用成人剂量。在国内尚无指导性文献的情况下，用前须与家长沟通并求得同意。

（二）孕妇

1. 妊娠期慢性乙型肝炎用 LAM，国内苏关关等报道 38 例，无一例发生母婴并发症，未发现婴幼儿发育异常，而且婴儿带毒发生率为零，有效阻断了乙肝的母婴传播。对 LdT、TDF，美国 FDA，将其列为妊娠安全性的 B 类药物，分类是基于致畸危险的临床前评估。以上几种药物用于妊娠期慢性乙肝，益处明显大于风险，在患者及家属知情同意的情况下可以应用。

2. 妊娠后期 3 个月，有高病毒血症（血清 HBVDNA > 10^{6-7} IU/ml）的 HBsAg 阳性的孕妇 LdT、LAM、TDF 可用于预防母婴和宫内传播。联合给新生儿注射乙肝免疫球蛋白（HBIg）并按常规 0、1、6 全程接种乙肝疫苗，可显著地降低宫内、围生期 HBV 感染和母婴垂直传播。如 NA 治疗仅用于预防母婴传播，可在分娩后最初 3 个月内终止使用。

（三）肿瘤化疗和接受免疫抑制剂的患者 只要化疗前或免疫抑制剂治疗前 HBsAg 阳性，包括仅有抗 HBc 单项阳性，有时尽管 ALT 正常，也应在治疗前 10 天开始应用核苷类似物治疗，直至化疗或免疫抑制剂停药以后的 6 个月，但对治疗前 HBVDNA > $1.0×10^5$ cop/ml 者，应在化疗或免疫抑制剂治疗结束后继续抗 HBV 治疗，直至 HBVDNA 小于最低检测限和 ALT 正常。

对需要长期（>6 个月）免疫抑制剂治疗者应优先考虑 ETV 治疗。

（四）肝移植后 HBV 再感染 移植时及移植后定期（第 1 周每日一

次，以后每周一次）反复注射 HBIg（800IU/次）使血清抗 HBs 水平达到>100IU/ml，同时联合核苷类似物进行防治。理想的疗程有待进一步确定。

第八节 慢性乙肝的干扰素抗病毒治疗

干扰素 α（IFNα）是一种具有抑制病毒复制，增强免疫应答及抗增殖作用的细胞因子，20 世纪 70 年代上市后用于慢性乙肝的抗病毒治疗。需注射给药，有一定的不良反应为其缺点。2001 年聚乙二醇（PEG）IFNα 上市，提高了 IFN 的治疗效果，推荐于有支付能力的患者。

一、干扰素 α 的作用机制

IFNα 进入体内后诱生抗病毒蛋白，降解信使核糖核酸（mRNA），直接抑制病毒蛋白转译，间接抑制 HBVDNA 复制（图 3-5）。

二、干扰素 α 与核苷（酸）类似物作用的比较（表 3-13）

表 3-13 干扰素 α 和核苷（酸）类似物的特点（骆抗先，2006）

干扰素 α	核苷（酸）类似物
• 可能获得持续效应 有一定的疗程，约 20% 复发，可再治再有效 • 只有约半数病例获得持续效应 • 效应病例 5～10 年内过半数病例可清除 HBsAg 故远期罕有发生肝硬化和 HCC 者 • 治疗结束时才获得效应终点，控制病情较缓慢 • 治疗中较多不良反应，在有黄疸重症病例可急性加剧 • 当前国产 IFNα 中和抗体产生率可达 20%	维持治疗才获得维持效应，尚无公认的停药指标 停药后绝大多数会复发，严重者可能肝功失代偿 除少数不顺应者外维持治疗多可长期维持效应 很少能完全清除病毒 肝硬化维持效应病例中仍有个别可发生 HCC 病毒水平迅速降低而较快控制病情 即使失代偿者也能耐受，仅 ADV 有轻微肾毒性 耐药变异随疗程延长而增加，复发病情可能严重

IFNα 治疗失败的病例可以换用核苷（酸）类似物，先用的 IFNα 可能提高病人的免疫水平，序贯应用核苷（酸）类似物比初治的疗效可有显著提高。IFNα 和核苷（酸）类似物联合迄今并未获得预期结果。两者的优缺点见表3-14。

表 3-14　干扰素和核苷（酸）类似物的优缺点（仿 EASL. CHB 防治指南 2012 年）

	（PEG）干扰素		核苷（酸）类似物
优点	• 有限疗程	缺点	• 疗程不确定
	• 无耐药		• 有耐药风险
	• 治疗 12 个月后有较高的抗 HBe 和抗 HBs 血清转换率		• 治疗 12 个月抗 HBe 和抗 HBs 血清转换率较低
缺点	• 中度的抗病毒效果*	优点	• 强力的抗病毒效果*
	• 较差的耐受性		• 能很好耐受
	• 有副作用		• 副作用少
	• 皮下注射		• 可以口服

* 指治疗后 HBVDNA 阴转

三、干扰素 α 治疗适应证

（一）血清 HBsAg 阳性，HBsAg 阳性/阴性（HBeAg 阳性者首选），HBVDNA PCR 大于最低检测限（阳性）伴 ALT 2×ULN（正常上限）（除外其他疾病所致的 ALT 升高）。

（二）对于 ALT<2×ULN，但组织学显示炎症活动度 G≥2 或纤维化程度 S≥2 纤维化或 Knodell HAI（组织病变活动积分）≥4 分。

下列患者优先考虑推荐 IFNα 治疗：①年龄较轻者。②近年希望生育者。③希望在一定较短时间内完成治疗的患者。④病毒载量较低，ALT 水平较高，肝脏炎症程度较重者。⑤HBeAg 阳性的女性患者。

四、干扰素 α 治疗的禁忌证

（一）IFNα 治疗禁忌证见表3-15

（二）对育龄女性先做绒毛膜促性腺激素（HCG）排除妊娠后可用

（三）对 ALT>10×ULN 者，先用甘草酸制剂等降转氨酶药物待 ALT 下降后再开始治疗。

表 3-15　IFN 抗病毒治疗的禁忌证

绝对禁忌证	相对禁忌证
妊娠	甲状腺疾病
精神病史（如严重抑郁症）	视网膜病
未能控制的癫痫	银屑病
未戒断的酗酒/吸毒	既往抑郁病史
未经控制的自身免疫性疾病	未控制的糖尿病
失代偿期肝硬化	未控制的高血压
有症状的心脏病	治疗前中性粒细胞$<1.0×10^9$/L
治疗前 TBil$>2×$ULN	治疗前血小板$<50×10^9$/L
治疗前 ALT$>10×$ULN	

五、干扰素类别、剂量及疗程

（一）IFN 种类及剂量

1. 普通 IFN　现有 α1b、α2b、α2a 等三个亚型，效果相近。对 CHB，成人每次 5 百万单位（5MU），隔日 1 次，皮下或肌内注射。

2. 聚乙二醇干扰素 α2a（PEGIFNα2a）　成人每次 180μg，每周 1 次，皮下或肌内注射。

聚乙二醇干扰素 α2b（PEGIFNα2b）　成人每次 1~1.5μg/kg，每周 1 次，皮下或肌内注射。

（二）IFN 的疗程

各种 IFN 的疗程一般为一年。在乙型肝炎，HBsAg 水平（定量检测值）与隐匿于肝细胞核内的 cccDNA 含量成正比。若 IFN 治疗 6 个月，HBsAg 定量检测值明显下降，是长期清除病毒的早期标志，尤其在治疗前基线 ALT 增幅高及感染时限不长的病人。

六、疗效预测

有下列各因素可取得较好疗效：

①年龄<40 岁；②女性；③感染 HBV 时间短，非母婴传播；④病毒载量 HBVDNA $< 2.0 × 10^8$copy/ml（5.6copy 相当于 1 个国际单位；10^5copy/ml 相当于 1pg/ml）；⑤乙肝基因型：A 型优于 D 型，B 型优于 C 型；⑥治疗前 ALT 高水平；⑦肝组织炎症坏死较重，肝脏纤维化程度轻；⑧无明显肥胖，无脂肪肝，无酗酒史；⑨无 HCV、HDV 或 HIV 合

并感染；⑩患者对治疗的依从性好；⑪治疗 12 周或 24 周时，血清 HB-VDNA 不能检出。以上各项以治疗前 ALT 增高幅度、HBVDNA 水平及基因型为检测疗效的重要因素。

PEGIFN 治疗过程中，定量检测 HBsAg、HBeAg 水平，并观察其动态变化，对治疗应答有较好的预测价值。

七、干扰素治疗中的监测

（一）开始治疗的第一个月，应每 1~2 周检测 1 次血象，以后每月检查 1 次，直至治疗结束。

（二）肝功生化检验开始每月 1 次，连续 3 次，以后随病情改善可每 3 个月 1 次。

（三）HBVM 治疗开始后每 3 个月 1 次。

（四）每 3 个月检测 1 次甲状腺功能、血糖和尿常规等指标。

（五）应定期评估精神状态（见后述）。

（六）65 岁以上高龄患者，原则上也应抗病毒治疗。应根据对药物的耐受性，并存症（如高血压病、冠心病等）及患者的意愿等做全面衡量来决定。

八、干扰素不良反应及处理

（一）类流感样症状 多数患者在第 1 次注射后 4~8h 有畏寒、发热及肌痛等症状，可投予对乙酰氨基酚 0.5g，随着注射次数增加，发热等症状可以逐渐消失。

（二）一过性中性粒细胞减少和血小板下降，多发生于治疗后 2 周，部分患者在治疗 4~6 周后血小板则不再下降并可维持在相对平衡的水平。若中性粒细胞绝对数 $<0.75 \times 10^9/L$，血小板 $<50 \times 10^9/L$ 时应适当减量，如普通 IFN 由 5MU/次，减少至 3MU/次，PEGIFNα2a 由 180μg/次，减少至 135μg/次，PEGIFNα2b 由 80μg/次减少至 50μg/次，1~2 周后复查。如恢复则逐渐增加至原剂量。如中性粒细胞绝对数 $<0.5 \times 10^9/L$，血小板 $<30 \times 10^9/L$ 时则应暂时停药。

为避免 IFN 减量或停药影响疗效，可以使用药物来提升中性粒细胞和血小板。

1. 对中性粒细胞减少者可用重组人粒细胞巨噬细胞集落刺激因子（rhGM-CSF），每次 5~10μg/kg，皮下注射。或重组人粒细胞集落刺激因子（rhG-CSF），每次 150~300mg，皮下注射。其他尚可用利血生、维生素 B$_4$、沙肝醇口服，但效果逊于 CSF 制剂。

2. 对血小板减少者可用白细胞介素 11（IL-11），每次 $50\mu g/kg$，皮下注射，其他尚可用利可君、氨肽素、皂矾丸口服，但效果逊于 IL-11。

上述 CSF 制剂及 IL-11 用药后宜按患者血象来调整剂量及注射次数。

（三）精神异常　可表现为抑郁、妄想、重度焦虑等，对抑郁症状较重者可投予米氮平，常在使用 2 周左右见效；但对症状严重，有自残、自杀倾向者应及时停作 IFN。

（四）自身免疫性疾病　少部分患者可出现甲状腺功能亢进或减退、糖尿病、血小板减少、银屑病、白癜风、类风湿性关节炎和系统性红斑狼疮等，严重者应停药。但慢性肝炎可有自身免疫现象，包括低滴度的甲状腺抗体或非组织特异的自身抗体，治疗前有非脏器特异的自身抗体的患者对 IFN 治疗效应无显著影响。

（五）胎儿发育异常　无论男女，使用干扰素期间均不得实施家庭生育计划，IFN 停药 6 个月后方可受孕。

（六）脱发　一般无需处理。

九、特殊患者的治疗

（一）儿童　3 周岁以上可以应用 IFN，与成人 CHB 或 CHC 相比，疗效相似或略高，不良反应相似或略低。每次剂量 $4\sim6MU/m^2$（体表面积）。

体表面积计算方法按以下公式：

儿童体重<30kg 者（kg×0.035）+0.1＝m^2

儿童体重>30kg 者（kg-30）×0.02+1.05＝m^2

以标准体重代入上式计算，3 岁时为 $0.59m^2$，每次可用 3MU。

6 岁时为 $0.8m^2$，9 岁时为 $1.01m^2$，9 岁及以上者每次可用 5MU。

（二）关于 IFN 治疗与甲状腺不良反应的问题

1. 先前存在甲状腺疾病并非 IFN 治疗的禁忌证。IFN 治疗前应常规检查血清 TSH、FT_3、FT_4、TGAb（甲状腺球蛋白抗体）和 TPOAb（甲状腺过氧化物酶抗体）水平以及甲状腺超声。

2. IFN 治疗期间应每 8~12 周检测促甲状腺激素（TSH）水平。在 IFN 治疗前、中、后若发现 TSH 异常和（或）甲状腺自身抗体阳性，应在进一步明确甲状腺功能异常的种类后进行处理。

3. 甲状腺功能减退症患者，若抗体阴性，则使用甲状腺素治疗。若抗体阳性，则用甲状腺素长期治疗，同时继续 IFN 治疗。

4. 甲状腺功能亢进症患者可使用抗甲状腺素治疗，同时继续干扰素治疗，直至甲功恢复正常。

5. IFN 治疗后甲功异常通常为一过性，部分持续性甲功异常主要见于甲状腺功能减退症以及之前存在自身免疫性疾病的患者，且 IFN 治疗发生甲功异常与给药剂量及疗效无关。

（赵汝钦　鞠　莹）

第九节　HBsAg 定量检测的应用价值

一、HBsAg 沿革及结构

（一）沿革　1965 年美国人 Blumberg B 在澳大利亚土著人血液中首先发现 HBsAg，被称为澳大利亚抗原（AUSAg），1967 年 Krugman 等发现 AUSAg 与一种非经口传播的肝炎有关。1972 年 WHO 将其命名为乙型肝炎表面抗原（hepatitis B Surface antigen，HBsAg）。1976 年 Blumberg B 获诺贝尔奖。

（二）结构简介　在 HBV 基因组的开放读码框架内，前 S_1 蛋白［含 119 个氨基酸（AA）］、前 S_2 蛋白（含 55 个 AA）与 HBsAg（含 226 个 AA）一起构成 HBV 的外膜蛋白。

HBsAg 来源于含有病毒核酸的 Dane 颗粒（1970 年 Dane 等发现并鉴定），但 HBsAg 更多的来自非感染性的细丝状或球状"病毒外壳"，数量是 Dane 颗粒的 $10^2 \sim 10^5$ 倍，即 HBsAg 产生过剩。血中 HBsAg 与肝细胞核内的 HBV 复制初始模板 cccDNA 含量有一定关联性，而血中 HBsAg 水平有时并不平行于 HBVDNA，其原因是合成 HBsAg 的信使核糖核酸（mRNA）并不来源于病毒前基因组 mRNA。

二、HBsAg 定量检测的临床应用

（一）在慢性乙型肝炎患者中，高水平的 HBsAg 与抗 HBV 特异性的 T 细胞和 B 细胞免疫功能损伤有关，理论上 HBsAg 的降低可促进机体特异性免疫功能的恢复，实现免疫控制，并反过来促进 HBsAg 的清除，即 HBsAg 基线水平越低，实现 HBsAg 阴转或 HBsAg 血清学转换的几率就越高。HBsAg ≤ 100IU/ml 可预测患者可能发生 HBsAg 血清学转换，其敏感性和特异性分别为 75% 和 91%。

（二）对慢性乙肝抗病毒治疗时，HBsAg 定量水平可以独立于 HBV DNA 之外，来指导 IFN 的临床治疗时间、预测远期疗效、是否改变治疗方案、何时停药及停药后复发率等。

一般情况下，以 IFN 治疗后 24 周作为 HBsAg 定量检测和评价的主要时间点之一。对 HBeAg（+）的慢性乙型肝炎患者，如果 HBsAg 定量<1500IU/ml，就应该继续单药治疗，治疗 48 周后患者的 HBeAg 和 HBsAg 消失率和血清转换率均较高。研究显示，治疗 24 周后，在 HBsAg<1500IU/ml 且同时出现 HBeAg 血清转换的患者中，20%获得 HBsAg 清除。反之，如果治疗 24 周后患者 HBsAg 定量仍>20 000IU/ml，且 HBV DNA>5log，就应该改变治疗策略，可以加用或换用核苷（酸）类似物。

对于 HBeAg（-）的患者，IFN 治疗到 24 周，HBsAg 定量<1log，就应该继续单药治疗。

（三）IFN 抗病毒治疗过程中，与 HBsAg 持续高水平的患者相比，HBsAg 水平持续下降患者，在治疗 1 年停药后的随访中复发比例明显降低。

布鲁内托（Brunetto）研究显示，无论是 HBeAg（+）还是 HBeAg（-）的慢性乙肝患者在接受 IFN 治疗 48 周后，若其 HBsAg 定量<10IU/ml，则停药随访 3 年时的 HBsAg 消失率可达 52%；与之相反，若 HBsAg 定量>10IU/ml，随访 3 年仅有 2%的 HBsAg 消失率。同样，治疗 48 周时 HBsAg 下降>2log 的患者，随访 3 年，HBsAg 消失率高达 42%；下降<2log 患者中，仅 3%的 HBsAg 消失。

三、HBsAg 定量检测方法

目前有商品化试剂盒的 HBsAg 定量检验系统，主要包括罗氏公司的 Elecsys Ⅱ 和雅培公司 Architect 系统。现我国广泛应用的主要是 Architect HBsAg 定量法，其检测范围是 0~250IU/ml，如果样本值>250IU/ml，则需要对标本进行稀释，通过稀释系数可自动计算稀释前样本的浓度（HBsAg 水平），而 Elecsys Ⅱ 方法定量检测 HBsAg 的特异性和敏感性均较高，线性范围更大，同时通过双重表位捕捉模式，还可检测所有已知的 HBsAg 突变位点。

有研究显示，对于大多数免疫耐受期患者，其血清 HBsAg 的定量水平≥5 log，而对于进入免疫清除期的患者，HBsAg 会在相对较低的水平（3~4log）。

在无上述国外进口试剂时，现国内有个代替检测方法，即将待检血清从 2 倍开始作倍数稀释，如 2 倍（2×）、4 倍（4×）……128 倍（128×）、256 倍（256×），用于抗病毒治疗患者，对每一具体患者从基线开始观察其治疗后各时间段的 HBsAg 水平动态变化曲线，虽无循证医学证据，但也可做临床参考。

（引自：窦晓光. HBsAg 定量检测的应用价值. 中国医学论坛报 2013-4-25D_3；张学秀，徐向升，张政等. 乙肝表面抗原与人体免疫，中国医学论坛报 2013-8-8D_3；施光峰. HBsAg 临床应用新进展. 中国医学论坛报 2013-5-23D_6）

（鞠　莹）

参 考 文 献

1. 骆抗生. 乙型肝炎基础和临床. 第 3 版. 北京：人民卫生出版社，2006，218，372-373，394-400，407，423-425，431，447，468.

2. 田庚善. 病毒性肝炎. 见：斯崇文，王勤环主编. 传染病学. 北京：北京医科大学出版社，2002，20-42.

3. 核苷（酸）类药物联合治疗慢性乙型肝炎专家建议. 中华临床感染病杂志，2011，4（2）：65-68.

4. 喻剑华，施军平，武静，等. 拉米夫定和阿德福韦酯初始联合与恩替卡韦单药治疗慢性乙型肝炎的疗效和安全性比较. 中华肝脏病杂志，2011，19（2）：88-92.

5. 中华医学会肝病学分会感染病分会. 慢性乙型肝炎防治指南（2010 年版）. 中华肝脏病杂志，2011，19（1）：13-21.

6. Shelly Xiong. 乙型肝炎病毒耐药性研究进展. 肝脏，2006，11（4）：273-275.

7. Locarnini S. 慢性乙型肝炎抗病毒耐药及其处理. 肝脏，2007，12（3）：161-163.

8. 鞠莹，高彦欣，赵汝钦. 核苷（酸）类似物治疗慢性乙型肝炎的全程优化策略. 国际流行病学传染病学杂志，2012，39（5）：339-343.

9. 苏关关，赵年丰，方素华. 慢性乙型肝炎患者妊娠期服用拉米夫定的安全性及其抗病毒疗效. 肝脏，2002，7（2）：84-86.

10. 赵汝钦，孟晨鑫，宋军. 拉米夫定治疗慢性肝炎外的 HBV 感染相关肝病. 国外医学流行病传染病学分册，2002，29（4）：208-211.

11. 张晓黎，程骁祯，叶娴等. 白细胞介素 11 治疗恶性血液病化疗后血小板减少的疗效观察. 中华肿瘤杂志，2010，32（9）：713-715.

12. 姚光弼. 乙型病毒性肝炎. 见：姚光弼主编. 临床肝脏病学. 上海：上海科学技术出版社，2004，357-367.

13. Tenny DJ, Rose RE, Raldick CJ, et al. Long-term monitoring shows hepatitis B virus resis tance to entecavir in nucleoside-naive patients is rare through 5 years of therapy. Hepatology, 2009, 49 (5)：1503-1514.

14. Lok AS, McMahon BJ. The American Association for the study of Liver Diseases（AASLD）, practice guidelines. Chronic Hepatitis B：update 2009. Hepatology, 2009, 50 (3)：1-36.

15. European Association for the Study of Liver (EASL). Clinical practice guidelines: Management of chronic hepatitis B virus infection (2012). J Hepatology Mar 20 (Epuh ahead of print).

16. Keeffe EB, Zeuzem S, Koff RS, et al. Report of an international workshop: roadmap for management of patients receiving oral therapy for chronic hepatitis B. Clin Gastroenterol, 2007, 5: 890-897.

17. Yuen MF, Fong DY, Wong DK, et al. Hepatitis B virus DNA levels at 4 week of lamivudine treatment predict the 5-year ideal response. Hepatology, 2007, 46 (6): 1695-1703.

18. Zeuzem S, Gane E, Lim SG, et al. Baseline characteristics and early on-treatment response predict the outcomes of 2 years of telbivudine treatment of chronic hepatitis B. J hepatology, 2009, 51 (1): 11-20.

19. Lok AS, Zoulim F, Locarnini S, et al. Antiviral drug-resistant HBV: standardization of nomenclature and assays and recommendations for management. Hepatology, 2007, 46 (1): 254-65.

20. Lampertico P, Viganò M, Manenti E, et al. Low resistanc to adefovir combined with lamivudine: A 3-year study of 145 lamivudine-resistant hepatitis B patients. Gastroenterology, 2007, 133 (5): 1445-1451.

21. Qi X, Zhu Y, Curtis M, et al. In vitro cross-resistance analysis of the HBV polymerase mutation A181V. J Hepatology, 2005, 42 (suppl): A 1295.

22. Van Nunen AB, Hansen BE, Suh DJ, et al. Durability of HBeAg seroconversion following antiviral therapy for chronic hepatitis B: relation to type of therapy and pretreatment serum hepatitis B virus DNA and alanine aminotransferase. Gut, 2003, 52: 420-434.

23. Shouval D, Lai CL, Chang TT, et al. Relapse of hepatitis B in HBeAg-negative chronic hepatitis B patients who discontinued successful entecavir treatment: the case for continuous antiviral therapy. J Hepatology, 2009. 50: 289-295.

24. Lee HC, Suh DJ, Ryu H, et al. Quantitative polymerase chain reaction assay for serum hepatitis B virus DNA as a predictive factor for post-treatment relapse after lamivudine induced hepatitis Be antigen loss or seroconversion. Gut, 2003, 52 (12): 1779-1783.

25. Rapti I, Dimou E, Mitsoula P, et al. Adding-on versus switching-to adefovir therapy in lamivudine-resistant HBeAg-negative chronic hepatitis B. Hepatology, 2007, 45 (2): 307-313.

26. Europeon Association for the study of the liver. EASL Clinical Practice Guidelines: Managment of chronic hepatitis B virus infection [J]. J Hepatol, 2012, Mar 20.

第四章 丙型肝炎

第一节 丙型肝炎病毒感染的自然史

丙型肝炎病毒感染的自然史见图4-1。

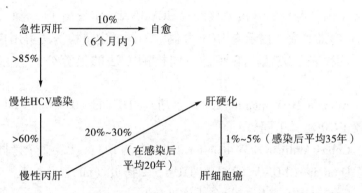

图 4-1 丙型肝炎病毒感染的自然史

第二节 丙型肝炎的慢性化机制

由于丙型肝炎病毒（HCV）变异较多，从而逃脱机体免疫；HCV在血中水平较低，容易诱生免疫耐受；HCV具有泛嗜性，故不易被清除；免疫细胞可被HCV感染，从而产生免疫紊乱。

第三节 临床分型

一、急性丙肝

75%无明显症状，呈亚临床经过，很少被发现。感染后1~2周内血清检测HCVRNA阳性，发病5~8周抗HCV阳转。

二、慢性 HCV 感染（无症状 HCV 携带状态）

无症状，ALT 正常，HCVRNA 阳性，抗 HCV 阳性。

三、慢性丙肝

一般多为非特异性，轻度，间歇性症状。常见乏力，也可有食欲减退、恶心、右上腹痛和尿色变深等。可参考慢性乙肝按实验室检测分为轻、中、重度，但重度很少见。ALT 升高幅度不如慢性乙肝显著，约有 1/3 病例 ALT 可能正常。血清 HCVRNA 阳性，抗 HCV 阳性。

第四节 丙型肝炎病毒核糖核酸定量检测

血清中丙型肝炎病毒核糖核酸（HCVRNA）定量高于正常检测下限即为 HCV 病毒血症，提示有 HCV 复制。不同的定量检测法可用拷贝/ml 和 IU/ml 两种表示方法。下面是不同检测方法的换算公式（张继明，2009）：

一、Amlicor HCV monitor 2.0（手动）：1IU/ml = 0.9 拷贝/ml（实时荧光定量 PCR 法，下同）。

二、Cobas Amlicor HCV monitor 2.0（半自动）：1IU = 2.7 拷贝/ml。

三、Quantipex bDNA（3.0）：1IU = 5.2 拷贝（ml）。

四、Superquant：1IU/ml = 3.4 拷贝/ml。

第五节 丙型肝炎血清标志物检测的临床意义（表 4-1）

表 4-1 抗 HCV、HCVRNA 检测的临床意义

抗 HCV	HCVRNA	临床意义
+	+	急、慢性 HCV 感染，急性感染发病 5~8 周后抗 HCV 阳性
+	−	感染后恢复，经抗病毒治疗获得 SVR 并稳定后约 9 年抗 HCV 可消失
−	+	急性 HCV 感染早期
		免疫抑制状态中的 HCV 感染
		HCVRNA 假阳性
−	−	无 HCV 感染

（仿：禹静，贾继东. 如何诊断丙型病毒性肝炎. 中国医学论坛报，2012-04-05. A11 版）

第六节　丙型肝炎病毒感染的
肝外并发症/肝外表现

多于 HBV 感染，可能是机体异常免疫反应所致，可出现于急性肝炎，也可见于肝炎的慢性阶段。可表现为皮肤（迟发型皮肤卟啉病、白癜风、扁平苔藓）；肾脏（膜性肾病、膜增生性肾小球肾炎）；血液系统（冷球蛋白血症、再生障碍性贫血）；内分泌系统（甲状腺炎）。对以上病例给予 IFN 联合利巴韦林（只要没有禁忌证）是根本治疗。

第七节　丙型肝炎抗病毒治疗

一、干扰素 α 的抗丙肝病毒作用

通过直接的抗病毒作用（抑制 HCV 的吸附和脱衣壳、诱导细胞内抗病毒蛋白和核糖核酸酶的产生）和免疫增强作用。

二、适应证

（一）所有未进行治疗的代偿性丙型肝炎肝硬化患者应考虑进行治疗

（二）明显肝纤维化的患者（METAVIR 评分 F_3–F_4）应安排治疗计划，不要延迟治疗时间。

（三）对于疾病不太严重的患者，治疗指征和治疗时间要因人而异。

三、干扰素 α 的种类、剂量、禁忌证及儿童用药

与治疗慢性乙型肝炎基本相同。有经济条件者优先考虑用聚乙二醇干扰素 α（PEGIFNα）。

四、干扰素联合利巴韦林（ribavirin，RBV）治疗慢性丙肝

（一）药理作用　Rib 可能推高 T 细胞介导的细胞毒性作用，调节免疫应答。有助于提高对 IFN 的应答率。

（二）联合治疗的效果　据国外资料，PEGIFN+RBV（48 周），持续性病毒应答（SVR）率 54%～56%＞普通 IFN+RBV（48 周）SVR 率 44%～47%＞PEGIFN 单用（48 周）SVR 率 25%～39%＞普通 IFN（48 周）单用 SVR 率 12%～19%，由此可见，凡能耐受 RBV 者皆应联合治疗。

对于单用 IFNα（包括 PEGIFN）无效者，或复发再治疗者均应采取 PEGIFN 联合 RBV 治疗。

对 IFN 不能耐受或有禁忌证者可以用胸腺素 α_1（商品名：日达仙）取代 IFN，剂量每次 1.6mg，每周 2 次，肌注，疗程 6 个月（邓永长，陈紫格，2004），联合 RBV 治疗。在治疗期间可以抑制 HCV 复制。

（三）利巴韦林的禁忌证（表 4-2）

表 4-2　利巴韦林的禁忌证

绝对禁忌证	相对禁忌证
妊娠	未控制的高血压
严重心脏病	未控制的冠心病
肾功能不全	HB<100g/L
血红蛋白尿	
HB<80g/L	

（四）RBV 的剂量　体重>85kg 者 1 200mg/d，65~85kg 者 1 000mg/d，<65kg 者 800mg/d。以上也可将每日剂量按 13mg/kg 计算之。对基因 I 型的慢性丙肝剂量更不宜减少。上述每日量分 3 次口服。

（五）RBV 的不良反应及处理

要及时发现溶血性贫血，需定期（如每周 1 次，开始治疗时或必要时每周 2 次）做 Hb、RBC 和 RC（网织红细胞）监测，当 Hb 降至 100g/L 时应减量，Hb<80g/L 时应暂停药。

为避免 RBV 的减量或停药，对 Hb 的下降可用重组人红细胞生成素（rhEPO）注射来提升 Hb，剂量每次从 50~100U/kg 开始，每周 3 次，或按 HB 来调整剂量。

五、抗病毒治疗终点

治疗后分别于 4、8、12 周检测 HCVRNA 定量，当 HCVRNA 阴转并在疗程已达到的情况下，可以暂时停药，随访 24 周。若 HCVRNA 定量仍低于检测下限，则称之为获得了持续病毒应答（SVR，sustained viral response），以后每 24 周检测 1 次。获得 SVR 后抗 HCV 滴度可以下降。

对基因 1 型和（或）HCVRNA 定量 $\geq 2 \times 10^6$ 拷贝/ml 的慢性丙肝患者，可采用 PEGIFNα 或 IFNα 联合 RBV 治疗，至 12 周时检测 HCVRNA；如 HCVRNA 下降幅度<2 个对数级，则考虑换用另种 IFN；如 HCVRNA 定性阴性或低于定量法的最低检测下限，继续治疗至 48 周；若 HCVRNA

未转阴，但下降≥2个对数级，则继续治疗至24周。如24周时HCVRNA转阴可继续治疗至48周，若24周时仍未转阴，则停药观察。

接受二联治疗并出现快速病毒学应答（rapid virologic response，RVR）、且基线病毒滴度较低的患者，基因型为1型的丙型肝炎患者应治疗24周，基因型为2型或3型的丙型肝炎患者应治疗16周。

对于非基因1型和（或）HCVRNA定量$<2\times10^6$copies/ml者，可采用PEGIFNα或IFNα联合RBV治疗，疗程为24周。

六、疗程预测

下列因素有利于获得SVR：①HCV基因2或3型；②HCVRNA$<2.0\times10^6$拷贝/ml；③年龄<40岁；④女性；⑤感染HCV时间短；⑥肝纤维化程度轻；⑦治疗依从性好；⑧无明显肥胖；⑨无合并HBV及HIV感染；⑩治疗方法以PEGIFN联合RBV最佳。

还有重要一点：若治疗4周时病毒载量达到检测下线，即获得RVR是目前获得SVR的最佳预测指标。

七、丙肝抗病毒治疗的新进展

现已开发出多靶点直接抗病毒药物（DAA）—蛋白酶抑制剂博塞泼维（boceprevir，BOC）和特拉泼维（telaprevir，TVR）。在初治患者中用其与标准治疗（IFNα及利巴韦林）三联治疗，即使治疗24周，SVR也提高到90%。DAA也可用于标准治疗复发患者、无效应答者以及需要更短疗程者。

在目前研发的30余种DAA药物中以蛋白酶抑制剂和聚合酶抑制剂更具吸引力，目前已有学者尝试联合不同作用机制的DAA而不再使用IFN，建立无IFN治疗策略。有小样本研究显示治疗12周SVR甚至可达90%。现BOC和TVR在欧美国家已获准上市。我国目前无DAA药物，但正在进行DUAL〔ASV（Asunaprevir）+DCV（Daclatasvir）〕联合治疗的Ⅲ期临床观察。

（鞠 莹 邹佳运）

参 考 文 献

1. 中华医学会肝病学分会，传染病寄生虫病学会. 丙型肝炎防治指南. 中华传染病杂志，2004，12（14）：194-198.

2. 张继明，邹祥惠. 丙型病毒性肝炎. 见：陈灏珠，林果为主编. 实用内科学. 13版. 上册. 北京：人民卫生出版社，2009，390-402.

3. 邓永长, 陈紫格. 联合用药治疗慢性乙、丙型肝炎, 国外医学流行病学传染病学分册, 2004, 31 (3)：153-156.

4. Manns MP, Wedemeyer H, Cornberg M. Treating viral hepatitis C：efficacy, side effects, and complications. Gut, 2006, 55 (9)：1350-1359.

5. Dore GJ. The changing therapeutic landscape for hepatitis C. Med J Aust, 2012, 196 (10)：629-632.

6. F. Poorded, D. Dietericb. Treating hepatitis C：current standard of care and emerging direct-acting antiviral agents, J viral Hepat, 2012, 19 (7)：449-464.

7. Europeon Association for the study of the liver. 2013 Revised Version-Clinical Practice Guidelines to Optimise the Management of Hepatitis C Virus Infection ［J］. J Hepatol, 2013, issue 5.

第五章 丁型肝炎

第一节 丁型肝炎病毒的复制

丁型肝炎病毒（HDV）又称 delta 病毒，是一种缺陷病毒，需藉 HBV 外膜上的前 S_1 与肝细胞附着方能进入肝细胞，HDVRNA 必须转移至胞核才能进行复制。而且 HDV 病毒颗粒组装及释放等也需要 HBV 辅助。丁型肝炎只能与乙型肝炎发生混合感染，即同时或重叠感染（乙先丁后）。HDV 的复制需 HBV 辅助；而 HDV 复制却强烈地抑制 HBV 复制。

第二节 流行地区

HDV 在我国 HBsAg 携带中的流行率为 0～5.3%（平均 1.15%）。流行地区主要分布在西南和西北地区，而极北（东北、内蒙古）和极南（广东、福建）较低。

第三节 丁肝病毒与乙肝病毒的同时和重叠感染

这两种类型感染的临床和血清学表现不同，见表 5-1。

表 5-1 HBV 和 HDV 混合感染的临床表现

	同时感染	重叠感染
潜伏期	6～12 周	3～4 周
临床表现	• 急性肝炎，ALT 常呈双峰	• 慢性无症状 HBV 携带急性发作
	• 一过性无症状携带	• 慢性无症状混合病毒携带
		• 慢性丁型肝炎活动，甚至急性肝衰竭[*]
血清学检测	保持急性乙型肝炎模式	HBsAg、HBVDNA 降低；HBeAg 阴转
• HDAg	• 早期出现，1 周内消失	• 高峰后低滴度持续
• IgM 抗 HD	• 短暂出现	• 持续存在
• IgG 抗 HD	• 恢复期后逐渐下降	• 长期高滴度

[*] 此时抗 HBc 常是唯一的 HBV 感染血清学指标

第四节　丁型肝炎病毒感染的自然史

重叠感染与同时感染的预后不同，能够恢复的较少，大多数 HDV 重叠 HBV 感染将慢性化，见图 5-1。

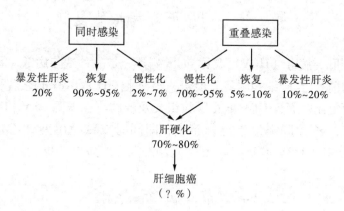

图 5-1　HDV 与 HBV 同时或重叠感染的自然史

第五节　肝外表现

HDV 感染的肝外表现与 HBV 感染相似，约有 20% 的慢性 HDV 感染者伴有与门脉高压不成比例的巨脾症，20% 病例可检出抗 LKM1（肝肾微粒体 1 型抗体）。

第六节　丁型肝炎抗病毒治疗

干扰素是唯一对 HDV 有抑制作用的药物，但普通 IFNα 常规治疗方案少有持续效应（应答率 15%～20%）。较大剂量 PEGIFNα 可有较好效应，但治疗后有效应的病例大多数仍将复发。一项研究显示，获得 SVR（持续性病毒学应答）者为 5/13。

拉米夫定或利巴韦林与普通 IFN 或 PEG 干扰素联合治疗 HDV 感染的疗效并不理想，与单用干扰素的疗效无差别。

（鞠　莹）

参 考 文 献

1. 骆抗先. 乙型肝炎基础和临床. 第 3 版. 北京：人民卫生出版社，2006，554-568.

2. 张继明，邬祥惠. 丁型病毒性肝炎. 见：陈灏珠，林果为主编. 实用内科学. 第 13 版. 上册. 北京：人民卫生出版社，2009，339-402.

3. 叶俊茂. 乙型肝炎病毒复制对重叠丁型肝炎的影响，中华肝脏病学杂志，2001，9 (1)：46.

4. Castelnan C, Gordien E, Boyer N, et al. Treatment of chronic hepatitis Delta with PEG-inteeferon alph α-2b. Hepatology, 2004, 40 (suppl 1)：675A.

5. Niro GA, Ciancio A, Gaeta GB, et al. Pegylated interferon alph α-2b. as monotherapy or in combination with ribavirin in chronic hepatitis delta. Hepatology, 2006, 44 (3)：713-720.

6. Yurdaydin C, Bozkaya H, Onder FO, eat al. Treatment of chronic delta hepatitis with lamivudine vs lamivudine+interferon on vs interferon. J viral Hepat, 2008, 15 (4)：314-321.

第六章　戊型肝炎

第一节　临床表现

症状及体征与甲肝大致相同，与甲肝不同的是黄疸前期出现的各种症状尤其消化道症状持续至黄疸出现后 4~5 天方可缓解。

第二节　临床分型

感染 HEV 后可表现为临床型或亚临床型感染。分为：

一、急性黄疸型戊型肝炎

此期持续 2~4 周，但老年戊肝黄疸期可持续至 2 个月以上。在流行中黄疸型病例是无黄疸型病例的 6.4 倍。

二、急性无黄疸型戊型肝炎

无黄疸型临床表现较黄疸型轻。部分无临床症状呈亚临床型，或在体检时偶然被发现抗 HEVIgG 阳性。

三、重型戊型肝炎（戊肝肝衰竭）

占 0.5%~3%，主要见于孕妇（孕妇感染 HEV 后肝衰竭发生率为 22.2%）和 HBsAg 携带者尤其肝硬化以及年龄>65 岁的老年患者。在住院的戊型肝炎患者中老年患者的比例超过 1/4。妊娠戊肝急性肝衰竭脑病前期短，可迅速发生脑水肿和弥散性血管内凝血（DIC），妊娠晚期戊肝肝衰竭的病死率高达 21%。

第三节　实验室检查

一、血清 TBil 及 ALT、AST

升高幅度一般同甲肝

二、抗 HEV 检测

抗 HEVIgM 在发病初期产生，大多在 3 个月内阴转。抗 HGVIgG 出现早，至发病后第 2 周 97.8%抗 HEVIgG 阳转，至发病后三个月逐渐阴转。至 1 年时仅 28.1%抗 HEVIgG 仍为阳性（低滴度）。在少数病例始终不产生抗 HEVIgM 和抗 HEVIgG，可能与试剂同所感染 HEV 基因型不对应有关。

三、HEV 有四种基因型

即 1，2，3 和 4 型，我国 1986～1988 年新疆大规模流行的为 1 型，自 2004 年后主要为 4 型。

第四节 病程、并发症及肝外表现

戊型肝炎的流行病学和临床特征见表 6-1。

表 6-1 根据基因型 HEV 感染的流行病学和临床特征

特征	基因 1 型和 2 型（流行性）	基因 3 型和 4 型（地方性）
地理分布	仅在发展中国家发生	发展中国家和发达国家均有发生
传播模式	流行性和散发性	散发性
物种特异性	人类	猪、人类（人类为偶见宿主）
主要传播方式	粪-口、水传	食传*
黄疸的发生率	高	低
年龄分布	青少年和年轻成人发病率最高	老年人发病率最高
性别分布	男性和女性发病率相似	男性发病率较高
病死率	在妊娠女性中高	在老年人中高
肝外表现	少见	在老年人中高
慢性感染	无	在免疫受抑制的人中常见△

* 指暴露于猪或食用未煮熟的猪肉、猪肝或香肠
△ 器官移植者、接受癌症化疗的患者和 HIV 感染者

1. 戊肝在大多数病例为自限性疾病，病程大致与甲肝相似。

2. 在老年戊肝患者常 TBil 升高明显，有的伴有肝内胆汁淤积（TBil、γ-GT、ALP、总胆固醇升高较明显），恢复较慢，完全恢复需 3 个月甚至半年以上。

3. 肝外表现

关节炎、胰腺炎、再生障碍性贫血、吉兰-巴雷综合征（Guillain-

Barre Syndrome）、共济失调及精神错乱等神经系统并发病。

第五节　治　疗

戊肝的大多数病例为自限性疾病，治疗基本同甲肝。戊肝的肝衰竭多为亚急性，争取在其早期按肝衰竭治疗。美国 Hoffnager JH 等（2012）在一篇戊肝综述中介绍：PEGIFN 联合 RBV 可在大多数戊肝患者中导致病毒清除。对重型急性戊肝，单纯用 RBV 600~800mg/d 治疗 12 周取得了有希望的效果；对慢性戊型肝炎患者，至少在 2/3 的患者中产生 SVR；但目前尚未制订指南。

【附】病毒性肝炎的混合感染

除丁型肝炎 100% 与 HBsAg 阳性者混合感染外，其他常见者为：

一、慢性乙肝病毒感染重叠甲肝病毒或戊肝病毒感染

可短暂抑制 HBV 复制，甲型或戊型肝炎治愈后 HBV 又回转至原生状态。混合感染时肝脏承受较大的负荷（原 HBV 感染先存在的病变，加上 HAV 和 HEV 感染引起的肝细胞炎症），少部分病例病变较重，甚至可发生亚急性肝衰竭。对 HBVDNA 阳性者需及时给予核苷类似物治疗。

二、乙肝病毒和丙肝病毒同时或重叠感染

混合感染的流行率 10%~15%，但许多 HBV 是隐匿性感染。混合感染使病情加重，增加肝硬化和肝细胞癌的发生率。因大多数这类患者血清 HBVDNA 水平较低，甚至低于最低检测线，肝炎活动主要与 HCV 有关，对这类患者给予 PEGIFNα 联合利巴韦林治疗。若在丙肝治疗前、治疗中或 HCVRNA 清除后出现 HBV 活跃复制可联合给予核苷（酸）类似物治疗。对 HBVDNA $\geqslant 10^4$ 拷贝/ml，而 HCVRNA 检测不到，可考虑 HBV 感染为主。

三、丙肝病毒和人免疫缺陷病毒重叠感染

在欧洲，Santolmvazza 等（2001）对静脉毒瘾者 754 例随访平均 2 年。HIV 至少与 1 种其他病毒（HCV、HBV、CMV）混合感染。HIV 与 HCVRNA 并存 467 例，与 HBsAg 并存 19 例，所有病例均有活动性肝病，组织学活动积分（HAI）比单一 HCV 或 HBV 感染者明显恶化。

并发 HIV 感染可改变 HCV 感染的疾病自然史，增加急性感染慢性化风险，加速向终末期肝病的进展。所有 HCV 感染者均须接受 HIV

筛查。

对丙肝的有效治疗可以改善机体对长期高效抗反转录病毒治疗（HAART）的耐受性，同时对 HCVRNA 的有效抑制和对 HCV 的持续性病毒应答（SVR）对于最终的临床结局具有明显改善作用，延缓或阻止患者向终末期肝病进展，因此并发有 HIV 感染的丙肝患者，应进行抗病毒治疗。

如果其感染者的 $CD4^+$ 细胞计数>500/mm^3，且尚未接受抗病毒治疗，则建议在抗 HIV 前对 HCV 进行抗病毒治疗，但其感染患者如果存在严重免疫缺陷（$CD4^+$细胞<200/mm^3），则建议进行 HAART 治疗，CD4 细胞增加之后，再进行抗 HCV 治疗，由于重叠感染时对丙肝的 SVR 低，IFN 及利巴韦林需要延长疗程，基因 1 型延长至 72 周，非基因 1 型为 48 周（贾伟，王贵强. 丙肝合并 HIV 或 HBV 的治疗. 中国医学论坛报. 2012-08-30 A15）。

四、乙肝病毒和人免疫缺陷病毒重叠感染

HIV 感染者中 14.6%重叠感染 HBV。拉米夫定、替诺福韦、恩替卡韦同时具有抗 HBV 和 HIV 的活性。对不需要抗 HIV 的患者，应尽可能选有无或很少有抗 HIV 活性的药物（如 IFN、阿德福韦或替比夫定）进行抗 HBV 治疗，以免诱生 HIV 耐药株。对同时需要抗 HIV 和 HBV 治疗者，治疗方案应包括 2 种抗 HBV 药物，例如拉米夫定联合替诺福韦或恩替卡韦联合阿德福韦；尽量避免仅用 1 种具有抗 HBV 活性的药物，以尽可能降低 HBV 耐药风险。

五、多重感染

HCV 与 HDV 和 HBV 主要都经血液传染，有近似的传播途径，故可发生 3 种肝炎病毒的混合感染。在国内 HDV 的地方流行区各类慢性感染中 HBV 混合 HDV 占 10%~20%，其中再混合 HCV 成为三重感染的约 5%。

（鞠 莹）

参 考 文 献

1. 庄辉. 戊型肝炎. 见：姚光弼主编. 临床肝脏病学. 上海：上海科学技术出版社，2004，408-411.
2. 张继明，邹祥惠. 戊型病毒性肝炎. 见：陈灏珠，林果为主编. 实用内科学. 第 13 版. 上册. 北京：人民卫生出版社，2009，403-405.

3. 骆抗先. 乙型肝炎基础和临床. 第 3 版. 北京：人民卫生出版社，2006，539-552.

4. Purrcell RH, Emerson SU. Hepatitis E：an emerging awareness of an old disease. J Hepatology, 2008, 48 (3)：494-503.

5. Hoffnager JH. Current concepts：Hepatitis E. N Eng J Med, 2012, 367：1237-1244.

6. Santolmvazza M, Dolle Monache M, Alvino A, et al. Muptiple viral infection in a group of intravenous drug users：hepapitis B virus exposure is the risk factor. J Gastroenterol Hepatol, 2001, 13：1347-1354.

7. Goedert H, Brown DI, Hootsk, et al. Human immunodificiency and hepapitis virus infection and their associated conditions and treatments among people with haemophilia. Haemoplilia, 2004, 10 (suppl 4)：205-210.

第七章 传染病/感染性疾病的肝炎/肝损伤

第一节 病毒感染——非嗜肝病毒感染

一、Epstein-Barr 病毒肝炎

EB 病毒肝炎是传染性单核细胞增多症（infectious mononucleosis）的肝炎型，其发病是由 EB 病毒引起的全身性单核吞噬细胞反应。多见于青少年。

临床表现　发热（热程数日至数周）、咽峡炎（80%）、皮疹（10%）、全身性淋巴结肿大（70%）、脾肿大（10%）。约半数病人有轻微黄疸。早期外周血白细胞数正常，后逐渐增高，异型淋巴细胞占 10%~30%。血清 ALT 多明显增高，但不及病毒性肝炎。抗 EBV-IgM 是特异性的血清标志物（表 7-1）。

表 7-1　成人 CMV 感染的疾病谱

急性病毒性肝炎
类似传染性单核细胞增多症
肉芽肿性肝炎
输血后肝炎
免疫缺损病人中的全身播散性感染

二、巨细胞病毒肝炎

巨细胞病毒（cytomegalovirus，CMV）在新生儿期常为隐性感染，婴儿期可引起致死性肺炎。

成人感染可有非常不同的临床表现：类似传染性单核细胞增多症，但常无咽峡炎和颈后淋巴结肿大。发热是较显著的症状，可持续至黄疸后热不退。黄疸持续 2~3 周，甚至长达 3 个月。ALT 和 ALP 增高，消化道症状和血清转氨酶增高都不及其他病毒性肝炎明显。血象有异常淋巴细胞。偶尔发生致死性的大块肝细胞坏死；有时引起肉芽肿性肝炎。可

伴长期不明热，偶有胆汁淤滞。CMV 可引起输血后肝炎；在免疫抑制病人则可引起播散性疾病，肝炎是疾病的一部分（表 7-1）。可自尿或唾液分离病毒，或 PCR 检测病毒核酸，血清 IgM 抗 CMV 阳性。

肝组织见腺泡内淋巴细胞、多形核细胞灶性聚集。

慢性 HBV 混合感染 CMV 的病人大多病变加重，可使病变活动，甚至发生活动性肝硬化。

巨细胞病毒性肝炎是一种移植并发症，在肾移植和肝移植病人中并不少见，是肝移植排斥的常见原因。

急性乙型肝炎与 EB 病毒肝炎和巨细胞病毒肝炎的鉴别见表 7-2。

表 7-2　急性乙型肝炎与 EBV 和与 CMV 肝炎鉴别

	急性乙型肝炎	EBV 肝炎	CMV 肝炎
起病发热	±	+，出现黄疸后热不退	+，出现黄疸后热不退
食欲不振	++	±	±
咽痛	−	+	−
皮疹	±	+	±
淋巴结肿	±	++	−
黄疸	轻重不一，可较久	轻微，短暂	轻重不一，可较久
肝	肿大，压痛	肿大，不痛	肿大，压痛
脾	肿大，不痛	肿大，压痛	可轻度肿大
血象	淋巴细胞相对增高	异型淋巴细胞增高	淋巴细胞相对增高
血清标志物	HBsAg、抗 HBC-IgM	抗 EBV-IgM	抗 CMV-IgM
血清嗜异性凝集试验	阴性	阳性	阴性

三、肾综合征出血热

本病中型以上患者均有肝损伤，是汉坦病毒（Hantan virus）造成的原发性肝损伤，重者血清 ALT、AST 平行升高，最高可>20×ULN（正常上限），其中 AST 升高有汉坦病毒导致的心肌损伤参与，与之比较，血清 TBil 大多<3×ULN，除非患者原为 AsC 或慢性肝炎、肝硬化。尚无发展为肝衰竭的报道。治疗给予甘草酸制剂及维生素 C、维生素 K 静脉滴注，发热期主要用平衡盐液静脉滴注，至恢复期肝损伤逐渐恢复。

四、单纯疱疹病毒

在生命的每一时间都可感染单纯疱疹Ⅰ型或Ⅱ型病毒。如有感染再应用糖皮质激素或在器官移植患者，甚至可发生急性重型疱疹病毒肝炎。患者有发热，血象白细胞减少，ALP显著升高，可不出现疱疹性皮肤黏膜病变。

五、柯萨奇病毒B

约半数以上有一个以上系统病变，2/3的病例发生肝炎，可以是急性或慢性肝炎，10%为急性肝衰竭。根据检出血清抗IgMCVB诊断。周智等（2004）报道在43例非嗜肝病毒所致肝炎中，柯萨奇病毒B占14例，其余为EBV 12例，单纯疱疹病毒9例，CMV 8例。

六、水痘和带状疱疹

可并发轻症肝炎。

七、麻疹

在60%成人可有轻微肝损害，成人较儿童多见，5%出现黄疸，ALT升高持续2~4周。

八、副黏液病毒

引起散发的巨细胞肝炎，见于成人或小儿。病情严重。肝组织见巨核细胞。

九、艾滋病

由人免疫缺陷病毒（HIV）感染所致。本病，黄疸、肝脏肿大及肝功能异常是多种病因所致肝病的共同表现，部分病例有腹痛及腹水。

第二节 细菌感染

一、肠伤寒

侵犯肝脏的伤寒的临床特征包括：发热，超过半数的患者可有肝肿大及轻度脾肿大，TBil多<5×ULN，有些病例ALT>1 000U/L，66%病例AST>ALT。在与病毒性肝炎的鉴别中，肠伤寒有高热，相对缓脉和血象白细胞计数减少等，有利于肠伤寒的诊断，病程2周后肥达反应阳性。

二、肝结核

超过50%的死于肺结核的患者有肝脏受累，肝胆管结核常见的表现包括肝肿大、体重减轻、午后发热、腹部不适，这类似于原发性或继发性肝脏肿瘤的症状。通常，肝病的发病时间、肝脏钙化的出现和伴随的肺结核灶的影像学证据都有利于诊断。肝穿刺活检是确诊的最终方法。显微镜下可见的粟粒性肉芽肿有干酪化。

三、布鲁菌病

60%病例中有肝脏肿大。大多数患者有 ALT 和 ALP 升高，也可有黄疸。

四、军团菌感染

许多军团菌感染的患者可有轻度黄疸，ALT 及 ALP 轻度升高。

五、奈瑟球菌感染

在半数淋球菌血培养阳性的患者中可发生肝功生化异常。

六、大叶性肺炎

其相关黄疸主要是肝细胞性的，偶有溶血性的成分存在。TBil 平均为 71.8mmol/L，也可有 ALT 的升高。

七、革兰阴性菌败血症

与本病相关的黄疸多见于由大肠杆菌、假单胞菌、拟杆菌属和克雷伯菌属所致的感染中。患者可有轻度肝脾肿大和黄疸，TBil 通常升高到 5~10×ULN，大多为 IBil、ALT 升至 2~3×ULN，ALP 升高至 2~4×ULN。

八、金黄色葡萄球菌感染

可引起轻度的 TBil 及 ALT、AST 升高。

九、细菌性肝脓肿

（一）致病菌　可为多菌种感染。从胆道和门静脉侵入的多为大肠杆菌等革兰阴性杆菌；经肝动脉侵入的多为革兰阳性球菌，特别是金葡菌；在创伤后和免疫抑制状态的患者多为链球菌和葡萄球菌；长期住院和使用抗生素治疗的患者多为克雷伯杆菌、变形杆菌和铜绿假单胞菌。还有报道细菌性肝脓肿中 36%~45%为厌氧菌感染，约 25%为需氧菌与厌氧菌混合感染。肝脓液培养 85.2%阳性，部分与血培养阳性菌种类相同。

（二）诊断线索　化脓性感染疾病，尤其是胆道感染、败血症及腹部化脓性感染患者，出现寒战、高热、肝区痛及叩痛、肝肿大并有触痛，应疑似本病。

（三）实验室检查　血象白细胞总数及中性粒细胞增高，约 50%有贫血，肝功能有一定损害，ALT 仅中度升高，大部分患者 ALP 明显升高，提示有胆系疾病，约半数病例 TBil 升高。

（四）X 线检查　胸部 X 线检查，右膈肌局限性隆起，并常伴有右侧反应性胸腔积液、右下肺炎或肺不张。产气菌感染或已与支气管穿通的脓肿内可见气液平面。

（五）超声及 CT 检查　为肝脓肿存在提供确切证据。肝脓肿形成后可见液性病灶，并能了解脓肿的数目、部位、大小、内部及周围结构。

（六）治疗

1. 抗菌治疗　要覆盖多菌种，联合用药。用药举例：①大剂量青霉素+哌拉西林/三唑巴坦（或头孢哌酮/舒巴坦）+甲硝唑。②克林霉素+阿米卡星（或新型氟喹诺酮类抗菌剂）+甲硝唑（第②方案适用于对 β 内酰胺类抗生素过敏者）。

2. B 超引导下经皮肤穿刺抽脓或加置引流导管，适用于有明确脓腔、发热等症状明显的患者。

第三节　原虫感染

一、阿米巴肝脓肿

（一）诊断线索　发热，尤其长期发热原因不明者，伴有右上腹痛和（或）肝大伴压痛、局部叩痛，痛前常有腹泻或大便不规则史，需考虑本病的可能。抗菌药物治疗无效时更应考虑本病。

（二）实验室检查

1. 血象　白细胞总数中性粒细胞增高，以急性感染者增高显著，有的嗜酸性粒细胞增高。

2. 粪便检查　新鲜粪便镜检找阿米巴滋养体与包囊。

3. 血清学检查　阿米巴 IgG 抗体阳性，特异性 IgM 抗体阳性提示近期或现症感染，阴性者不能排除本病。

4. 肝脓肿穿刺液检查　典型的脓液呈棕褐色（或似巧克力色）、黏稠、有腥臭味。若能在脓液中找到阿米巴滋养体或检出其抗原，则更可明确诊断。

（三）影像学检查　参见细菌性肝脓肿。

（四）鉴别诊断

本病须与细菌性肝脓肿加以鉴别（表 7-3）。

表 7-3 阿米巴肝脓肿与细菌性肝脓肿的鉴别

	阿米巴肝脓肿	细菌性肝脓肿
病史	有的有阿米巴肠病或腹泻病史	常继发于败血症、菌血症或腹部化脓性疾病
症状	起病较缓，病程长	起病急，全身毒血症状显著，如高热、寒战、黄疸等
肝脏	肿大与压痛较显著，可有局部隆起，脓肿多为大型单个，多见于肝右叶	肿大不显著，局部压痛较轻，一般无局部隆起，脓肿多为小型多个
肝穿刺	脓液量大，大都呈棕褐色，有恶臭，可找到阿米巴滋养体	脓液量少，多为黄白色，细菌培养可获阳性结果，如所得为肝组织，病理检查为化脓性病变
外周血象血细菌培养	白细胞及中性粒细胞轻、中度增多阴性	白细胞及中性粒细胞明显增多可阳性
治疗反应	抗阿米巴治疗有效	抗生素治疗有效

（五）治疗

1. 病原治疗

（1）甲硝唑　成人每次 0.5g，每 8 小时 1 次，静脉滴注，或每次 0.4g 每日三餐后半小时各 1 次，加睡前 1 次口服，疗程 10 天。或替硝唑，每人每日 2g，1 次口服，连服 5 天为 1 疗程。

（2）氯喹　少数病例对上类药物无效者应加用氯喹，成人每次 0.5g（基质 0.3g），每日 2 次，连服 2 天后改为每次 0.25g（基质 0.15g）每日 2 次，以 2~3 周为 1 疗程。

若有并发细菌感染者应联合应用与前述治疗细菌性肝脓肿相同的抗菌药物。

2. 肝穿刺引流　B 超显示肝脓肿直径 3cm 以上，靠近体表者可在 B 超引导下行肝穿刺引流。应于抗阿米巴药治疗 2~4 天进行。超声引导下穿刺并向脓肿内注入甲硝唑 0.5g，比单独内科治疗更有效。脓液稠厚不易抽出时，可先注入生理盐水稀释。

二、疟疾的凶险发作

脑型疟疾有黄疸者占 16.7%，肝肿大率（60.2%）大于脾肿大率（49.1%），个别并发肝肾功能衰竭者可于 3~5 日内死亡，需与急性重型肝炎鉴别。

第四节　蠕虫感染

一、华支睾吸虫病

多见于喜食生鱼的朝鲜族人。24%~96.3%的病例有肝肿大。血象嗜酸性粒细胞增多至10%~40%。粪便和十二指肠引流液、胆汁液中发现虫卵可以确诊。对疑似患者急检便一次阴性应反复送检。吡喹酮治疗有特效。

二、日本血吸虫病

我国主要集中于华南各省。急性期患者有肝肿大及压痛，慢性期脾大，晚期可发展为肝硬化。血象嗜酸性粒细胞一般为20%~40%，最多者可达90%，粪便内检查虫卵和孵出毛蚴是确诊的直接依据。吡喹酮治疗有效。

第五节　支原体感染

肺炎支原体可引起支气管肺炎，其抗原与人体心、肺、肝、脑、肾及平滑肌等组织有部分共同抗体。感染后可产生相应组织的自身抗体并形成免疫复合物，故可引起肺外器官的免疫性损伤。在支原体肺炎患者可出现轻度肝功生化异常。

第六节　钩端螺旋体病

本病的黄疸出血型又称威尔病（Weil's disease），可有黄疸、出血及肾损害。本型肝损害较明显，黄疸于病程10~14天达高峰，但ALT仅轻度升高。肝脏轻至中度肿大，触痛，部分病人有脾肿大。重症者TBil>10×ULN。可出现肝性脑病，此时多有明显出血和肾衰竭。青霉素等抗生素治疗有效。

（张明香　丁世斌）

参 考 文 献

1. 樊万虎. 传染性单核细胞增多症. 见：杨绍基，任红主编. 传染病学. 第7版. 北京：人民卫生出版社，2008，104-106.

2. 陈士俊. 巨细胞病毒感染. 见：杨绍基，任红主编，传染病学. 第 7 版. 北京：人民卫生出版社，2008，107-109.

3. 骆抗先，乙型肝炎基础及临床第 3 版，北京：人民卫生出版社，2006，418-420.

4. 周智，赖宁，王明桃，等. 68 例非嗜肝病毒所致肝炎患者病因分析及其临床特点，中华肝脏病杂志，2004，12（1）：29-30.

5. 施光峰，翁心华. 肝脏的细菌和其他病原体的感染. 见：姚光弼主编，临床肝脏病学. 上海：上海科学技术出版社，2004，708-715.

6. 许权均，梁扩襄，富振华，肝脓肿. 见：梁扩襄，李绍白主编，肝脏病学. 北京：人民卫生出版社，2003，1025-1039.

第八章　急性肝衰竭

第一节　定　义

急性肝衰竭（acute liver failure，ALF）国外称暴发性肝衰竭（fulmimnant hepatic failure，FHF），由肝炎病毒感染引起的也被称为急性重型肝炎，是由多种因素（在我国主要是肝炎病毒感染）引起的急性严重的肝脏损害，肝细胞大量坏死，导致肝脏的合成、解毒、排泌和生物转化等功能发生严重障碍。临床特征为既往无基础肝病史，急性起病，2周内出现以肝性脑病为主要特征的伴有黄疸、肝脏缩小和凝血学障碍的肝衰竭综合征，病死率高，病程一般不超过3周。

第二节　病　因

①肝炎病毒［HAV，HBV（或混合感染 HDV），HEV］。②其他非嗜肝病毒感染。③药物及肝毒性物质，如对乙酰氨基酚、抗结核药、四环素静滴、酮康唑、抗代谢药、化疗药、工业毒物、酒精、毒蕈等。④妊娠急性脂肪肝。⑤Reye 综合征。⑥自身免疫性肝病。⑦肝豆状核变性。

第三节　发病机制

本文讨论由肝炎病毒感染引起的 ALF：

一、对肝脏的两次打击学说

（一）肝脏免疫病理损伤　病毒侵入体内后，经抗原提呈等途径，T淋巴细胞被激活，由其介导，发生强烈的免疫应答，主要由 $CD8^+$ 细胞毒性 T 淋巴细胞（CTL）释放穿孔素、颗粒酶等攻击肝细胞并诱导肝细胞凋亡、坏死。单核巨噬细胞系统释放大量肿瘤坏死因子（TNF）、白细胞介素（IL）2 和干扰素 γ 等细胞因子，既有清除病毒作用，也对肝细胞有损伤作用。此种由 T 细胞介导免疫应答造成的肝损伤，是对肝脏的"第一次打击"，可称为"原发性免疫病理损伤"。

（二）肝微循环障碍　重症肝病时，肝脏库普弗（kupffer）细胞功能严重受损，来自肠道经门静脉入肝的大量细菌内毒素及其他毒性质物，未被其吞噬解毒而溢入体循环，形成肠源性内毒素血症。可激活肠内外单核-巨噬细胞系统释放大量炎性介质，如白介素（IL）1、IL6、白三烯、血栓素、转化生长因子 β 及血小板活化因子等，引起肝窦内皮细胞损伤，血栓形成，肝内微循环障碍和大量肝细胞缺血缺氧性坏死，这成为对肝脏的"第二次打击"。第一次打击和第二次打击叠加，造成肝细胞大块或亚大块坏死。

二、免疫状态失常

（一）神经-内分泌-免疫调节网络调节失常　发病前经历精神创伤而发生心理应激者，易发展为 ALF。在 ALF 病人中约 2/3 发病前有程度不同的精神创伤史。

（二）由于某种尚未明确的原因或体质因素（与个体遗传基因有关），有少数个体对肝炎病毒感染发生强裂免疫应答，易发生 ALF。

（三）使用免疫抑制剂，化疗药物等而致免疫虚损或麻痹的病人，在体内失去免疫控制的情况下，病毒也可直接攻击损伤肝细胞，如大量病毒复制导致肝细胞营养耗竭，导致 ALF 的发生。

三、肝性脑病的发病机制假说

（一）神经毒素的作用　氨是促进肝性脑病发生的最主要神经毒素。来自肠道的氨未经肝脏代谢而直接进入体循环，致使血氨增高。氨与硫醇、短链脂肪酸起到协同的毒性作用。

（二）神经递质的变化

1. γ 氨基丁酸/苯二氮草（CABA/BZ）失调　在氨的作用下脑星形胶质细胞 BZ 受体上调。γ 氨基丁酸对神经系统的毒性仅次于氨。

2. 假性神经递质增高　肝脏对苯乙醇胺（β 羟酪胺）和羟苯乙醇胺（鳝胺）的清除发生障碍。

3. 芳香族氨基酸（AAA-苯丙氨酸、络氨酸）及游离的色氨酸通过血脑屏障增多，在脑内代谢生成 5-羟色胺（5-HT）及 5-羟吲哚乙酸，二者都是假性神经递质。

第四节 临床表现

一、基本表现

（一）症状 起病前后有明显消化道症状，如恶心呕吐、腹痛腹胀、乏力明显。发病2周内突然出现性格、言语及行为的异常及程度不同的意识障碍，此时多有黄疸，也可在黄疸尚未明显的情况下发生。

（二）体征 巩膜、皮肤多有黄染，随病程较快变得明显，呼吸有肝臭味（病变内弥散一种似烂苹果或腐烂鸡蛋样的气味，系硫醇由呼吸道呼出过多所致），叩诊肝脏浊音区缩小，皮肤有时见出血点或静脉穿刺处皮下淤斑，扑翼样震颤阳性，膝腱反射亢进，锥体束病理反射阳性，踝阵挛阳性。

2012版指南提出肝衰竭前期，其定义为：①极度乏力，并有明显厌食、呕吐和腹胀等严重消化道症状；②TBil$\geq$51μmol/L 但$\leq$171μmol/L 且每日上升$\geq$17.1μmol/L；③有出血倾向，40%$<$PTA$\leq$50%（或1.5$<$INR$\leq$1.6）。

二、肝性脑病的表现（表8-1）

表8-1 肝性脑病各期的表现

分度	精神意识	神经症状	脑电图
I期 （前驱期）	性格改变：抑制或欣快 行为改变：无意识动作 睡眠时间：昼夜颠倒	扑翼样震颤（−） 病理反射（−） 生理反射存在	对称性θ慢波 （每秒4~7次）
II期 （昏迷前期）	定向力障碍 简单计数错误 书写缭乱 语言断续不清 人物概念模糊	扑翼样震颤*（+） 病理反射（+） 常见膝腱反射亢进踝阵挛（+） 肌张力可增强 生理反射存在	同上
III期 （昏睡期）	昏睡状态 反应存在（包括能叫醒） 狂躁扰动	扑翼样震颤（+） 病理反射（+） 肌张力明显增强 生理反射存在	同上
IV期 （昏迷期）	完全昏迷 一切反应消失 可有阵发性抽搐	扑翼样震颤（+） 生理反射消失 病理反射（+）	极慢δ波 （每秒1.5~3次）

*嘱患者将上肢伸直，手指分开，或腕部过度伸展两前臂固定不动时可出现掌−指关节或腕关节呈快速的屈曲及伸展运动，每秒钟常达3~9次，因常伴有手指的侧位动作。另外，让患者手紧握医生的手一分钟，医生能感到患者的手有抖动。

进入意识障碍后有的亦可在一定程度上清醒，以后再次陷入意识障碍。有的可反复 2~3 次最后陷入昏迷。

三、实验室检查

1. 血清 TBil 迅速升高或平均每日上升 17.1mol/L，同时病初显著升高的 ALT 反而动态明显下降，出现"胆酶分离"现象。

2. PTA 明显下降，<40%，INR≥1.5，胆碱酯酶也明显降低。

3. 血氨可增高。动脉血氨水平>100μmol/L，是发生肝性脑病的独立危险因子。

4. 血清白蛋白开始可正常，约发病 10 天后动态下降。血糖、血胆固醇、血钾可降低。

5. 氨基酸谱分析：AAA 增高，支链氨基酸（BCAA-亮氨酸、异亮氨酸、缬氨酸）下降，BCAA/AAA<1.2（正常值为 3.0~3.5）。

6. 血清肝炎病毒标志物检测：相关病毒抗原、抗体或核酸阳性，但在急性重型乙肝肝衰竭，因体内发生异常快速消除病毒强烈免疫应答，血清 HBVDNA 和抗原水平大多很低，HBVDNA 可能仅高于 1×10^3 拷贝/ml，甚至血清 HBsAg、HBeAg、HBVDNA 阴性，或已转换为抗 HBs 和抗 HBe，但不能反映病毒已清除。

第五节 肝衰竭的临床分类及分期

有以下各种，主要针对乙肝肝衰竭。

一、分类

根据发病基点及病情发展，可分为 4 类：

（一）急性肝衰竭（ALF）

（二）亚急性肝衰竭（SALF） 亦称亚急性重型肝炎，起病较急，发病 15 天至 26 周内出现以下表现者：①极度乏力，厌食、腹胀、恶心、呕吐等严重消化道症状；②短期内黄疸迅速加深，TBil>10×ULN 或每日上升>17.1μmol/L；③伴有或不伴有肝性脑病；④PTA≤40%（或 INR≥1.5），且排除其他原因者。

（三）慢加急性肝衰竭（ACLF） 是在慢性肝病的基础上发病，在 2 周内出现的急性肝功能严重损伤症候群。

慢加亚急性肝衰竭（SACLF） 是在慢性肝病的基础上发病，在 15 天后出现的急性肝功能严重损伤症候群。

（四）慢性肝衰竭（CLF）　亦可称为终末期肝衰竭（ESLF），是在肝硬化基础上，肝功能进行性减退和失代偿：①有腹水或其他门脉高压表现；②可有肝性脑病；③血清 TBil 明显升高，ALB 明显降低；④有凝血功能障碍，PTA≤40%（或 INR≥1.5）。

二、分期

根据临床表现的严重程度，亚急性肝衰竭和慢加急性（或亚急性）肝衰竭可分为以下 3 期：

（一）早期　①极度乏力，并有明显厌食、呕吐和腹胀等严重消化道症状；②黄疸进行性加深（血清 TBil≥171μmol/L 或平均每日上升≥17.1μmol/L）或伴有胆酶分离（TBil 上升，ALT 反而明显下降）；③有出血倾向，30%<PTA≤40%，（或 1.5<INR≤1.9）；④未出现肝性脑病或明显腹水。

（二）中期　在肝衰竭早期表现基础上，病情进一步加重，有严重的出血倾向（注射部位淤斑等），并出现以下列两条之一者：①出现Ⅱ度以下肝性脑病和（或）明显腹水、感染；②出血倾向明显（出血点或淤斑），且 20%<PTA≤30%，（或 1.9<INR≤2.6）。

（三）晚期　在肝衰竭中期表现基础上，病情进一步加重；有严重的出血倾向（注射部位淤斑等），PTA≤20%（或 INR≥2.6），并出现以下四条之一者：①肝肾综合征；②上消化道大出血；③严重感染；④出现Ⅱ度以上肝性脑病。

第六节　肝组织病理学表现

在我国 HBV 感染所致的肝衰竭最为多见，以其为例介绍各类肝衰竭的典型病理表现：

一、ALF

肝细胞呈广泛坏死，可呈大块（坏死范围超过肝实质的 2/3）、或亚大块坏死（约占肝实质的 1/2）、融合性坏死（相邻成片的肝细胞坏死）、或桥接坏死（较广泛的融合性坏死并破坏肝实质结构），伴存活肝细胞严重变性，肝窦网状支架塌陷或部分塌陷。

二、SALF

肝组织呈新旧不等的亚大块坏死或桥接坏死；较陈旧的坏死区网状纤维塌陷，或有胶原纤维沉积，残留肝细胞有程度不等的新生，并可见细小胆管增生和胆汁淤积。

三、ACLF/SACLF

在慢性肝病病理损害的基础上，发生新的程度不等的肝细胞坏死性病变。

四、CLF

主要为弥漫性肝脏纤维化以及异常增生结节形成，可伴有分布不均的肝细胞坏死。

笔者认为：肝活检对肝衰竭的诊断、分类和预后判断上有重要价值，但更多是学术上的。由于肝衰竭患者的凝血障碍或肝脏缩小，实施肝穿刺有一定的风险，加上侵入性检查对肝衰竭患者也是一种重负。不能完全依赖肝活检所见来确定 ALF 的诊断，以免延误治疗。

第七节 诊 断

一、诊断依据

根据病人在发病 2 周内出现神经精神症状，同时肝功生化检验明显异常，血清 TBil 进行性增高，凝血学检验异常 PTA ≤ 40% 或 INR ≥ 1.5，结合体征（巩膜及皮肤黄染、肝臭、肝浊音区缩小、扑翼样震颤阳性等），在未找到其他疾病可以解释的情况下，可以初步诊断为 ALF，血清肝炎病毒标志物检测有助于判明病因。

二、鉴别诊断

（一）ALF 须与各种有神经精神症状的疾病相鉴别：

①感染中毒性脑病或严重感染时发生的神经精神症状；②颅内感染；③脑血管意外；④与糖尿病有关的各种昏迷；⑤尿毒症脑病；⑥精神病；⑦镇静药中毒；⑧严重输液反应尤其细菌污染反应。

以上各种疾病各有其较独特的病史，临床表现也多各有特点，一般肝功异常不显著，无病初的 ALT 显著增高及发病后 TBil 的迅速增高，PTA 不降低或降低不明显，故不难做出鉴别。

（二）乙肝 ALF 与乙肝慢加急肝衰竭（ACLF），慢加亚急肝衰竭（SACLF）的鉴别：

1. 乙肝 ACLF、SACLF 多有既往 HBV 感染史，如有 HBsAg 阳性史。

2. 乙肝 ACLF、SACLF 有慢性肝病的如下表现：

（1）体征可见肝病面容、蜘蛛痣、肝掌或脾肿大。

（2）实验室检查，A/G 比<1.0，蛋白电泳 γ 球蛋白明显增高。

（3）影像学检查肝表面光滑度欠佳或（及）脾大。

（4）ALF、SALF 肝性脑病与肝硬化门静脉高压或门体分流相关的肝性脑病（HE）的鉴别，见表 8-2：

表 8-2　肝硬化并发 HE 与急性或亚急性肝衰竭 HE 的不同点和鉴别

特征	肝硬化 HE	急性或亚急性肝衰竭 HE
临床疾病谱	发作性 HE（慢性复发性 HE）持续性 HE（肝脑变性型 HE）慢性肝衰竭 HE	肝炎病毒及其他原因导致的急性、亚急性肝衰竭
毒性物质（HE 病理生理学名称）	主要来自肠道，以氨中毒为主（门脉高压或门体分流性 HE）（外源性 HE）	血液中各种毒性物质增多：β 羟酪胺、鳝胺、硫醇、短链脂肪酸、γ-氨基丁酸等及 AAA 的共同作用（内源性 HE）。
起病速度	较缓	较急
肝脏急性萎缩	无	有
腹壁侧支循环	常有	无
腹水	常有	有或无
扑翼样震颤	可有	常有
狂躁	少有	常有
血氨	常升高	轻微升高或不高
血清氨基酸谱	AAA 升高、BCAA 降低	除 BCAA 外普遍升高
血清胆红素	正常或轻、中度升高*	显著升高
中枢神经系统	神经胶质异常极常见	脑水肿常见，可形成脑疝
除去诱因干预治疗	有的可缓解	大多数不能缓解

＊：在肝硬化基础上的慢性肝衰竭患者，血清胆红素可显著升高

三、诊断格式

完整的诊断应包括病因、临床类型及分期，以及有无并发症，例如：

（一）药物性肝炎（对乙酰氨基酚），急性肝衰竭。

（二）病毒性肝炎，急性，戊型，亚急性肝衰竭　中期。

（三）病毒性肝炎，慢性，乙型，慢性肝衰竭　晚期，肝性脑病Ⅲ期。

若为嗜肝病毒混合感染，则分别表述，如：

病毒性肝炎，慢性，乙型。病毒性肝炎，急性，戊型。慢加急性（或亚急性）肝衰竭早期。

第八节　综合基础治疗

ALF 的治疗堪称是一项系统工程，争取在免疫损伤风暴逐渐平息，对 HBV 肝衰竭核苷类似物起效或保护性抗体（只在 HAV、HEV 感染）出现之前，防治并发症，控制肝性脑病的发展，使患者度过难关，获得存活机会。这期间要注意治疗及监护的每一个细节。在其前期或早期进行治疗有助于提高存活率。

一、病情监护

住入单间病室，密切监测生命指标，意识、尿量。视需要每周检验血常规、肝功、PTA、血清离子、Cr、血气酸碱等 2～3 次（必要时随时检测）。饮食方面要限制经口的含高蛋白质食物的摄入。有 Ⅲ、Ⅳ 度 HE 的患者应给予鼻饲管营养，以防胃肠道黏膜萎缩和细菌移位，还可补充热卡及推入清洁肠道药物及推入核苷类似物。准确记录每 24h 出入水量。

二、心理治疗

做细致耐心的思想工作，缓解恐惧焦虑，有条件时请心理医师协助。必须保持良好睡眠，必要时睡前可投予氯苯那敏 8mg。

三、基础治疗药物

一般以甘草酸二铵、维生素 C、维生素 K 及门冬氨酸钾镁加入葡萄糖内静脉滴注作为基础治疗之一。在患者不能进食情况下，可将输注的葡萄糖液浓度提高至 15%，对糖尿病患者需加入普通胰岛素，一般葡萄糖每 3～4g 加胰岛素 1U。

四、清洁肠道治疗

为减轻肠源性内毒素血症的重要措施，必须采用。

（一）酸化肠道　乳果糖或拉克替醇是人工合成的双糖。它的作用是

1. 在结肠内被分解成乳酸、醋酸及少量蚁酸，使结肠 pH 降至 5 以下，在酸性环境中，结肠内 NH_3 变成 NH_4^+，不易被吸收，随粪便排出体外。

2. 渗透性腹泻作用，使粪便在肠腔内停留时间缩短，不利于氨和其

他有毒物质产生和吸收，而有利于排泄。

3. 肠道菌群发生变化。用本品后，肠道乳酸杆菌大量生长，使分解蛋白质产生尿素的细菌（大肠杆菌、厌氧菌等）相应受到抑制，从而氨的形成减少。

乳果糖或拉克替醇治疗肝性脑病，开始时口服乳果糖40ml/h，直至大便排空或已多次排出稀便。维持剂量为20~30ml，2~3次/日口服，或将剂量应调整至每日排2~3次糊状便为适度。

（二）抑制肠道菌丛　应用肠道不吸收或很少吸收的抗菌药物或抑制厌氧菌的药物，以抑制产生氨等毒性物质的细菌。

1. 阿米卡星：每次0.4g，每日2次口服。本品肠道吸收率为3%，故无损伤听神经及肾脏的副作用。

2. 利福昔明（rifaximin）：每次0.4g，每日3次口服。本品肠道吸收率为1%，故无利福霉素类药物的副作用，是近年最受推荐及重视的清洁肠道药。

3. 甲硝唑：每次0.2g，每日4次口服。有时有胃肠道反应。

本类药物应与乳果糖或拉克替醇联合应用。

五、复方支链氨基酸输注

静脉滴注六合氨基酸（含亮氨酸、异亮氨酸、缬氨酸、门冬氨酸、谷氨酸、精氨酸），剂量每次250ml，有HE时每日2次。其他尚有以支链氨基酸组分为主的14或15氨基酸，但不宜用一般内外科用的复合氨基酸。补充以上氨基酸的目的为：①与AAA竞争，提高BCAA量；②促进蛋白质合成代谢，有助于保持正氮平衡。③补充能量。

六、新鲜冰冻血浆输注

是重要的支持治疗，尤其对血清白蛋白降低者。血浆中除含白蛋白外尚含有球蛋白、各种凝血因子、补体和调理素，比输注人血白蛋白更利于ALF患者。可每次输注400ml（儿童每次5ml/kg），每日1次，好转后减量。

七、其他辅助治疗药物

（一）N-乙酰半胱氨酸（N-acetylcysteine，NAC）　具有抗氧化作用、改善组织供氧和扩血管作用。除对乙酰氨基酚中毒首选应用外，对其他ALF也可改善结局。

（二）前列腺素 E_1（PGE_1）脂质体　主要有疏通肝脏微循环作用，疗效尚需进一步确定。

（三）促肝细胞生长素　一种为肝细胞生长因子（hepatocyte growth factor，HGF），另一种为促肝细胞生长素（promoting hepatocyte growth factor，PHGF），现各地产品活性有差别。本品上市20余年，使用较广，并未使肝衰竭患者有更多获益，骆抗先（1997）将其列入未被证明有效的药物。原因：①患急性重型肝炎时，患者自身的HGF已为正常人9倍，肝细胞本身又不乏再生能力，再外源性地补进似无必要；②处于免疫损伤状态中的肝脏，即使果真有肝细胞再生，仍可再发生变形坏死。因此本品并非治疗肝衰竭必不可少的药物。

（四）基因重组人生长激素（商品名：恩真）可增加肝细胞再生能力，提高巨噬细胞吞噬功能，增加肠黏膜屏障功能及促进肝脏合成白蛋白，可考虑使用（张顺才，2009）。

八、防止低血糖

若血糖低于2.78mmol（50mg/dl）以下，可引起脑代谢损伤。血糖≤2mmol/L见于40%～50%死亡病例，最终可恢复的病例罕有发生低血糖者。为此对ALF不能进食水患者每日须经静脉供给300g葡萄糖，为此可增加静脉输注的葡萄糖浓度至15%或20%，将静滴维持至午夜以防夜间发生低血糖，必要时可用50%葡萄糖每次60ml静注。

九、维持水电解质酸碱基本平衡

（一）避免过度水负荷　成人静脉输注液体总量应基本上按生理需要量（1.5～2L/24h）或参考尿量来掌控，24h总入量不超过前日尿量加500～700ml。

（二）ALF常见低钾血症、低钠血症及低氯血症。应适量补入生理盐水，一般每日静脉输液组分总的控制在1/3张，如每输入1L葡萄糖液，要在同一时段内输入生理盐水500ml，以避免血浆低渗诱发脑水肿。在输入液体中每100ml内加10%氯化钾液3ml。对不能进食患者，在尿量正常时，每24h宜至少补氯化钾3～4g，对已出现低血钾且肾功能良好者，每日补氯化钾可达6g。补钾时同时补充镁离子，可用门冬氨酸钾镁静脉滴注。对低镁血症可用25%硫酸镁10ml以葡萄糖液稀释后静脉滴注。

（三）ALF患者较常见呼吸性碱中毒，其次为代谢性碱中毒。碱中毒明显者可静脉滴注盐酸精氨酸，其中的盐酸（HCL）既能补充氯离子，又能补充氢离子，氢离子增多可促使过多的碳酸氢根排出体外。另外，精氨酸在肝内可催化尿素的合成，促进氨的排泄。用法：每次60ml

（15g）以 10%葡萄糖稀释后缓慢静脉滴注（每次 4h 以上）。

第九节 针对病因及发病机制的治疗

一、乙肝肝衰竭的核苷类似物（拉米夫定、恩替卡韦或替比夫定）治疗

刘晓燕等（2010）报道，将 348 例乙肝慢加急性肝衰竭分为 4 组：早期未治疗组、早期治疗组、中期未治疗组和中期治疗组，治疗组投予拉米夫定或恩替卡韦。治疗 4 周后，早期未治疗组与早期治疗组的 HB-VDNA 转阴率分别为 39.0%（16/41）和 72.1%（44/61），4 周生存率分别为 53.4%（39/73）和 75.0%（69/92）；中期未治疗组和中期治疗组的 HBVDNA 转阴率分别为 42.3%（16/21）和 80.4%（45/56），4 周生存率分别为 26.1%（24/92）和 44.3%（47/106），上述各项差异显著，P 值均<0.01。在乙肝肝衰竭的早、中期尤其前期疗效相对较好，应坚持足够的疗程，避免病情好转后过早停药导致复发，应注意后续治疗中病毒耐药变异，并进行及时处理。

若抗病毒治疗的基础上加用胸腺素 α_1 可提高疗效。王堂明等报道，拉米夫定联合胸腺素 α_1 治疗乙型重型肝炎（含亚急性重型肝炎），日达仙每次 1.6mg 皮下注射，每周 2 次，治疗组 44 例生存率为 81.2%，与对照组（单用拉米夫定）44 例的生存率 54.55%比较，P<0.01。

二、乙型（或混合丁型）肝炎肝衰竭的膦甲酸钠治疗

膦甲酸钠（商品名：foscarnet）有抑制病毒 DNA 合成的作用。瑞典学者 Hansson G 等（1987）及国内学者张瑞琪等（2002）做实验研究发现其尚有抑制免疫应答作用。Hansson BG（1991）做体外试验显示，PFA 可抑制 T 及 B 淋巴细胞的增生，对淋巴因子产生的影响显著大于 DNA 的合成。单核细胞功能仅在 PFA 最高浓度时方被部分抑制。PFA 对免疫系统的影响可以解释用其治疗 HBV 相关暴发性肝衰竭时的疗效。

瑞典 Hedin G 等（1987）用于治疗暴发性乙肝 2 例、暴发性乙丁肝混合感染 3 例均治愈。其用法：首次在 0.5～1h 内静脉滴注 1g，继以每分钟 0.16mg/kg 速度持续静脉滴注（如患者为 60kg，每 24h 滴入 13.8g）。疗程中位数 10d（4～14d）。治疗期间有 2 例出现高肌酐血症（大剂量 PFA 有肾毒性），4 例出现低钙血症（大剂量 PFA 有螯合钙的作用），停药后逐渐复常。笔者认为也可将 Hedin G 所用剂量调整为首剂

1.0g 在 1h 内滴注后每 24h 给 9 或 12g（PFA 注射剂每支 3g），将每 24h 剂量分 2 或 3 次静脉滴注。笔者等曾用膦甲酸钠（3~6g/d）治疗有黄疸的慢性乙肝及重型乙肝，见到 TBil 明显下降及阻止病情进一步恶化的效果。对肾功减退者禁用。

三、对乙酰氨基酚中毒引起的急性肝衰竭

尽早给予 N-乙酰半胱氨酸（NAC）。用法：首次静脉滴注 150mg/kg（加于 5% 葡萄糖液内滴注 15 分钟），以后静脉滴注 50mg/kg（500ml/4h），最后 100mg/kg（1 000ml/16h）。

四、毒蕈中毒引起的急性肝衰竭

用大剂量青霉素 30 万~100 万 U/（kg·d）可拮抗毒蕈素中的鬼笔鹅膏蕈毒素，同时用水飞蓟宾（silibinin）静滴或口服 30~40mg/（kg·d），可阻断肝细胞对鹅膏蕈毒素的摄取，尽量争取早期治疗。

五、带状疱疹病毒或巨细胞病毒引起的急性肝衰竭

用阿昔洛韦每次 5~10mg/kg，每 8h 静滴 1 次。对巨细胞病毒引起的 ALF 用更昔洛韦每次 54mg/kg，每 12h 1 次静脉滴注。

六、自身免疫性肝炎的急性肝衰竭

糖皮质激素静脉滴注。

七、急性妊娠脂肪肝肝衰竭

立即终止妊娠，如终止妊娠后病情继续发展须考虑人工肝支持治疗。

八、肝豆状核变性的急性肝衰竭

祛铜治疗，如 D 青霉胺或曲恩汀。

第十节　免疫调节治疗

一、胸腺素 α_1

彭仕芳等（2007）报道，治疗慢性重型乙肝 20 例，胸腺素 α_1（日达仙）1.6mg 皮下注射，每日 1 次。连用 14 天后改为每周 3 次。治疗 8 周，不用核苷（酸）类似物及其他抗病毒药。治疗组 TBil 明显下降（$P<0.01$），PTA 明显上升（$P<0.01$）。治疗组生存率为 75.00%，对照组为 45.83%（$P<0.05$）。目前使用胸腺素 α_1 佐治乙肝肝衰竭已获许多学者认同。

二、糖皮质激素

对于 ALF 前期或早期患者，有严重的消化道症状，TBil 急剧升高，

病情发展迅速者，可以用糖皮质激素，抑制强烈的免疫反应和炎症反应，制止其向中晚期转化。于乐成等（2002）采用糖皮质激素中等剂量起效后逐渐减量的疗法，挽救了一些患者的生命。方法是对神志清醒者采用泼尼松龙（或甲强龙）40~60mg，每日1次；对神志不清者采用地塞米松15~20mg，每日1次，静脉滴注，充分显效后逐渐减量，对PTA明显降低者常难以奏效，对中晚期病例或有严重感染、出血等并发症者禁用。

用激素时的注意事项：①若为HBV感染，必须同时投予核苷类似物；②激素治疗期间使用质子泵抑制剂抑制胃酸分泌；③同时使用钙制剂及维生素D，防止骨质的钙脱失。

第十一节 人工肝支持治疗

一、适应证
各种原因引起的ALF早、中期。

二、选用种类
非生物型人工肝已在临床广泛应用并被证明确有一定疗效。临床上应根据患者的具体情况合理选择不同方法进行个体化治疗，统称为李氏人工肝系统（Li-ALS）。

（一）在药物和毒物相关性ALF，应用血浆胆红素吸附（PBA）/血浆置换联合持续血液滤过（PEF）/血浆滤过透析（PED）/血浆置换联合体外血浆吸附和血液滤过（PEAF）治疗。

（二）严重感染所致的ALF应用PEF治疗。

（三）在病毒性肝炎ALF早期应用血浆置换（PE）治疗，中期应用PEF或PEAF治疗。伴有脑水肿或肾衰竭时，可选用PEF或PED治疗，伴有水电解质紊乱时，可选用PED或PEF治疗；对伴有显著淤胆症状者可用PBA。

生物性及混合生物型人工肝支持系统不仅具有解毒功能，而且还具备部分合成和代谢功能，是人工肝发展方向。

第十二节 并发症的治疗

一、肝性脑病
（一）去除诱因 如电解质紊乱、低钾血症、低钠血症、低镁血症、代谢性碱中毒、上消化道出血、继发感染、便秘、经口摄入过量富含蛋白食品。

（二）减少肠内氨源性毒物的生成及吸收

1. 应用乳果糖或拉克替醇增量口服对不能口服者给予鼻饲或高位灌肠。灌肠时病人先采取臀部高位，使灌肠液留在结肠脾曲，然后向右侧卧，这样才能使药液进入右半结肠。因右半结肠是产氨最多之处，因此要做上述的高位灌肠。

2. 清洁灌肠　特别适用于上消化道出血及便秘病人以及意识障碍病人，用生理盐水 500ml 加适量的 0.25%～1%醋酸，每日 1～2 次，也可在清洁灌肠排出之后再以高位灌肠方式灌入乳果糖，每次 300ml。

（三）促进体内氨的代谢

鸟氨酸-天冬氨酸注射液（OA）是近年来证实有效的静脉用降氨药物，其中鸟氨酸能增强氨基甲酰磷酸合成酶和鸟氨酸氨基转移酶的活性，其本身也是鸟氨酸循环的重要物质，可促进尿素合成。天冬氨酸能促进谷氨酰胺合成酶的活性，促进脑、肝、肾的利用和消耗氨以合成谷氨酸及谷氨酰胺而降低血氨。对肝性脑病每次 40～60ml（20～30g），加入 10%葡萄糖液静脉滴注，以后每 6 小时用 40ml。

（四）调解神经递质

1. 复方支链氨基酸制剂静脉滴注，前文已述。

2. GABA/BZ 复合受体拮抗剂　氟马西尼（flumazenil）可以拮抗内源性的 BZ 所致的神经抑制，对部分Ⅲ～Ⅳ度肝性脑病有促醒作用。静脉注射本药起效快，往往在数分钟之内，但维持时间很短，通常在 4 小时以内。其用量为 1mg 溶于 10ml 生理盐水缓慢静脉注射；或 0.5～1mg/h 持续静脉滴注。本剂治疗的有效性集中在肝硬化并发急性肝性脑病的患者，可一过性地改善临床症状并使脑电图恢复正常。但各组报道的用药剂量有较大的幅度，用药方法也不尽相同，加之本剂半衰期短，似不能降低 HE 的病死率。

（五）对狂躁不安者应予镇静剂治疗，以保证接受治疗及避免体能消耗及加重脑缺氧并诱发脑水肿。禁用吗啡、哌替啶、氯丙嗪、苯巴比妥及水合氯醛等。地西泮可用 5mg/次静注，不可反复多次使用。现以异丙嗪作为地西泮的代用品。异丙嗪 25mg/次稀释后静注，或 50mg/次肌注。可联合东莨菪碱，后者有大脑皮层镇静、兴奋呼吸中枢及疏通微循环等有益作用。对抽搐患者可用苯妥英钠（phenytoin）或地西泮

（10mg/次）静注。

二、脑水肿

发生Ⅲ度或Ⅳ度肝性脑病者，80%以上有脑水肿。成因：①胶质屏障受损；②血脑屏障受损；③脑毛细血管通透性增加；④脑缺氧；⑤液体补充过多，或静脉单一输注葡萄糖液者。

（一）用高渗性脱水剂20%甘露醇，每次应按1～2g/kg剂量给药，每4h或6h一次。成人不宜一律每次250ml，此50g甘露醇对部分超重病人剂量明显不够。

（二）甘油果糖适用于肾功有损伤者。成人每次250～500ml，儿童（5～10ml/kg），静脉滴注，500ml滴注时间为2.5～3小时。

（三）呋塞米可与高渗性脱水剂交替使用，每次可用40mg静脉注射。用甘露醇及呋塞米患者必须经静脉补钾。

（四）床头抬高30度。

（五）限制每日的入液量，使每24h入量少于出量。

（六）经鼻管或面罩氧吸入。

三、凝血功能障碍

（一）上消化道出血　成因主要为：①凝血因子、血小板减少；②胃黏膜广泛糜烂和溃疡；③门静脉高压。

根据临床表现可对出血量进行粗略估计：①成人上消化道出血5～20ml时可出现粪便隐血试验阳性；②出血50～100ml时可出现柏油样便；③上消化道短时出血达250～300ml时可引起呕血；④若出现进行性心跳加快，血压下降，常提示出血量至少超过400～500ml且有活动性出血，一般多在800ml（中等量出血，约占全身血容量的15%）；⑤大量出血达2 500～3 000ml（占全身血容量的30%～50%）时，可出现休克。

1. 预防　用雷尼替丁、法莫替丁或西咪替丁等 H_2 受体阻断剂抑制胃酸分泌。

2. 已出血者用PPI（质子泵抑制剂），如奥美拉唑或泮托拉唑，每次40mg。每日2次，静脉滴注。口服凝血酶或去甲肾上腺素（均稀释于冷生理盐水中），或口服云南白药。注射立止血（巴曲酶）、酚磺乙胺（止血敏）、卡巴克洛（安络血），必要时用生长抑素静脉泵输入。

3. 输入新鲜全血较单一成分输血有优点，既可补充红细胞又可补充血小板，还可补充各种凝血因子。

（二）对其他部位出血者可给予新鲜血浆，凝血酶原复合物和纤维蛋白原。血小板显著减少者可输注血小板悬液。

（三）对于在 ALF 时发生的 DIC，是否给予肝素，各家有不同意见。从理论上在 DIC 早期（高凝期）给予肝素可阻断 DIC 的发展。在临床上如皮肤新发生瘀点、瘀斑，血小板值进行性下降，末梢血涂片见到破碎或畸形红细胞，采血困难或抽出血易凝时可以考虑为高凝期，可用小剂量肝素，如 $0.5 \sim 1\text{mg/kg}$，以后每 4h 一次，只用 $2 \sim 3$ 次。包括出、凝血时间在内的凝血学检查结果可供参考。

四、继发感染

由于中性粒细胞和 kupffer 细胞的功能受损，肝补体产量下降，肠道细菌移位及侵入性操作等因素，ALF 患者易发生各种感染，大部分是肺炎，泌尿系感染，胆道感染和败血症。

（一）重点在于预防和监测　如导尿管、静脉插管定期消毒及冲洗，做好口腔护理，凡 ALF 患者入院时皆应做血培养，以后酌情再做，全面查体发现感染灶。

（二）一般不推荐胃肠道外给予抗生素预防感染。对有留置导尿及静脉插管者可用头孢噻肟静脉输注 $5 \sim 7$ 天。

五、肾脏并发症

由于内毒素血症、肾血管收缩、肾缺血、前列腺素 E_2 减少以及内脏血管扩张导致的相对循环血量不足及微循环紊乱等因素导致肾小球滤过率和肾血流量降低，ALF 可以发生急性肾衰竭，有脓毒血症者还可并发急性肾小管坏死。肝肾综合征在 ALF 虽可发生，但更多发生于肝硬化腹水患者，见本书肝硬化并发症章节。

第十三节　预　后

一、病死率

为 $50\% \sim 70\%$，肝炎病毒所致者：HBV 劣于 HEV，HEV 劣于 HAV。其他病因的 ALF 的预后视能否消除病因及治疗是否及时而异。ALF 存活者远期预后良好，多不发展为慢性肝炎及肝硬化；亚急性肝衰竭多数转化为慢性肝炎或肝硬化；慢性肝衰竭病死率可达 80% 以上，存活者病情可多次反复。

二、影响预后的各因素

①年龄>40 岁者劣于<20 岁者。②伴有其他疾病者如酗酒者、脂肪

肝、糖尿病、心肾疾病者预后较差。③发病前有过激烈的精神创伤、在长途旅行途中发病、发病前新婚或在郁闷中过度劳累致身心皆疲者预后堪忧。④临床表现方面，有极度疲乏萎靡者，发生肝性脑病有狂躁者，有皮肤瘀点及静脉穿刺处瘀斑、肝臭、肝浊音区进行性缩小，尤其有Ⅲ~Ⅳ度 HE，高度腹部气胀者，或昏迷后出现高热者预后不良。⑤实验室检查 TBil>30×ULN，PTA<20%，或 INR>2.6，三低一高（PTA、胆固醇、ALT 降低、TBil 剧增），血糖明显降低者，Cr 升高者，AFP 不升高者预后不良。

三、终末期肝病模型评分

国外常用［MELD（model of endstage liver disease，终末期肝病模型）］评分来对肝衰竭严重程度进行评估和做预后判定。

分值=3.8×log（TBil mg/dl）+11.3×log（INR）+9.6×log（Cr mg/dl）+6.4×病因（肝汁性肝病、酒精性肝病为 0，其他肝病如病毒性肝炎为 1）。

MELD>35 分是判断患者生存或死亡的最佳分界点，灵敏度和特异性分别为 86% 和 75%。

哈尔滨医大二院报道重型肝炎 160 例，做血浆置换（PE）组 80 例，余 80 例为对照组。对照组 MELD≥40 者均死亡，PE 组病死率 91.2%，对照组 MELD30~39 者病死率 86.7%，PE 组病死率 50%。

MELD 计算时若检验报告单不是 mg/dl 时可用以下方法换算：

1. TBilmmol/L÷17.1=TBilmg/dl

2. Crμmol/L÷88.4=Crmg/dl

其他多因素预后评估模型尚有：皇家医学院（KCH）标准，序贯器官衰竭评估（SOFA）、Child-pugh 评分等。

第十四节 肝 移 植

一、适应证

①各种原因所致的中晚期肝衰竭，经积极内科及（或）人工肝治疗效果欠佳，如陷入Ⅲ、Ⅳ度 HE 者；②各种类型的终末期肝硬化。

二、禁忌证

（一）绝对禁忌证

①难以控制的全身性感染；②肝外有难以根治的恶性肿瘤；③难以

戒除的酗酒或吸毒；④并发严重的心、脑、肾等重要脏器器质性病变；⑤难以控制的精神病；⑥HIV 感染。

（二）相对禁忌证

①年龄大于 65 岁；②并发心、脑、肺、肾等重要器官的器质性病变；③肝脏恶性肿瘤伴门静脉主干癌栓形成；④广泛门静脉血栓形成、门静脉海绵样变等导致无法找到合适的门静脉流入道者。

（赵汝钦）

参 考 文 献

1. 骆抗先. 乙型肝炎基础及临床. 第 1 版. 北京：人民卫生出版社，1997，415，477，480，666.

2. 顾长海. 肝性脑病的临床表现. 见：顾长海，王宇明主编. 肝功衰竭. 北京：人民卫生出版社，2002，277-282.

3. 周秋霞，肝功能衰竭主要药物治疗及评价. 见：顾长海，王宇明主编. 肝功衰竭. 北京：人民卫生出版社，2002，552-553.

4. 于乐成，顾长海，王宇明. 肝功衰竭内科治疗总述. 见：顾长海，王宇明主编. 肝功衰竭. 北京：人民卫生出版社，2002，544-548.

5. 中华医学会感染病学分会肝衰竭与人工肝学组和中华医学会肝病学分会：重型肝病与人工肝学组，肝衰竭诊疗指南（2012 年版）. 中华临床感染病杂志，2012，5（6）：321-326.

6. 邱德凯. 肝性脑病治疗的临床研究. 肝脏，2008，13（5）：427-428.

7. 张顺财. 暴发性肝衰竭. 见：陈灏珠，林果为主编. 实用内科学. 13 版. 下册. 北京：人民卫生出版社，2009，2116-2119.

8. 刘晓燕，王慧芬，胡瑾华，等. 核苷类似物治疗乙型肝炎病毒所致慢加急性肝衰竭的短期疗效. 中华肝脏病杂志，2010，18（11）：845-848.

9. 张瑞祺，缪晓辉，倪武，等. 膦甲酸钠治疗慢性乙型肝炎 47 例. 中华传染病杂志，2002，3：180-181.

10. 孟晨鑫，赵汝钦. 膦甲酸钠治疗伴有黄疸的慢性乙型肝炎及重型肝炎的疗效观察. 中国医院用药评价与分析，2002，1（1）：33-34.

11. 王堂明，李玉龙，邱波，等. 拉米夫定联合胸腺素 α_1 治疗乙型重型肝炎的临床观察. 实用肝脏病杂志，2007，10（2）：94-96.

12. 彭仕芳，傅蕾. 胸腺素 α_1 治疗重型乙型病毒性肝炎的疗效观察. 中国感染控制杂志，2007，6（4）：239-241.

13. 李兰娟. 肝衰竭治疗进展. 中华肝脏病杂志，2010，18（1）：801-802.

14. 朱晴文，朱无难. 肝性脑病. 见：陈灏珠，林果为主编. 实用内科学. 第 13 版. 北京：人民卫生出版社，2009，2124.

15. G Hedin, O Weilang, K Ljunggren K, et al. Treatment of fulminant hepatic B and fulminant hepatitis B and D coinfection with foscarnet. Prog Clin Bio Res, 1987, 234: 307-317.

16. Hansson B G, Riesbeck K, G Nordenfelt, et al. Successful treatment of fulminant hepatitis B and fulminant B and D coinfection explained by inhibitoryon the immune response. Prog Clin Bio Res, 1991, 364: 420-424.

17. Lee WM, Schiodt FV. Fulminant hepatic failure. In: Schiff ER, Schiff's Disease of the Liver. 9th ed. philadelphia: Lippincott Williams & Wilkins, 2003, 835-860.

18. Kamath PS, wiesner RH, Malinchc M, et al. A model to predict survival in patients with end-stage liver disease. Hepatology, 2001, 33: 464-470.

19. Als-Nielson B, Gluud LL, Gluud C. Benzodiazepine receptor antagonists for hepatic encephalopathy. Cochrane Detabase Syst Rev. 2004, 2: 2789-2800.

20. Antoni M. Hepatic encephalopathy: from pathophysiology to treatment. Digestion, 2006, 73 (suppl): s86-s93.

第九章　非感染性肝病

第一节　急性药物性肝损伤

一、患病率

急性药物性肝损伤［drug-induced liver injury，DILI（国际统一术语）］也被称为药物性肝病，占所有药物副作用的 6%，所有黄疸和"急性肝炎"患者的 5%。在非病毒性"慢性肝炎"和老年肝病患者中 DILI 可达 20%，甚或更高。

二、病因及发病机制

（一）DILI 从其发生机制上可分为两种基本类型。

1. A 型药物不良反应

（1）由药物本身或其代谢物所引起，是由药物固有作用的增强和持续发展的结果。

（2）特点是剂量依赖性、能够预测、发生率较高，如乙酰氨基酚、非类固醇类抗炎药（NSAID）。

2. B 型药物不良反应

（1）与药物固有的作用无关的异常反应，主要与人体的特异体质有关。特异体质性 DILI 临床表现多样，不同药物所致的特异体质性 DILI 的临床表现不同，即使是同一种药物，不同个体的临床表现也不相同。

（2）特点是与用药剂量无关、难以预测、发生率较低，如抗菌治疗类药物。特异体质性 DILI 又可分为两种：免疫介导特异体质性 DILI 和代谢遗传缺陷型 DILI。在前者的病人身上可出现自身免疫现象。

（二）DILI 按其损伤机制和部位可表现为三型

1. 肝细胞型（性）

（1）肝细胞坏死集中在肝小叶或存在与中央静脉相连的桥接坏死，无明显炎症表现，如四氯化碳、鞣酸、黄磷等所引起的。

（2）广泛性坏死，兼有炎症表现，如异烟肼、辛可芬、6 巯基嘌呤等所引起的。

检验：ALT>2×ULN，ALP 正常；或 ALT/ALP 比值≥5

（3）脂肪变性，如四环素所引起的。ALT 值升高不及前两类明显。

2. 混合型（性）

在胆汁淤积基础上兼有汇管区炎症细胞浸润，以嗜酸细胞为主。如氯丙嗪引起的 ALT 值升高不显著，但碱性磷酸酶上升，胆固醇也升高。

检验：ALT 和 ALP 同时升高，其中 ALT>2×ULN，ALT/ALP 比值介于 2~5 之间。

3. 胆汁淤积型（性）

主要病变为胆小管充满胆汁圆柱体，而肝实质无明显变化。如甲睾酮所致血清胆红素增高，ALT 升高不明显。

检验：ALP>2×ULN，ALT 正常；或 ALT/ALP 比值≤2。

三、引起肝脏损害的药物

（一）西药

1. 抗菌药物类 占药物性肝病的 24%~26%。如大环内酯类、四环素、磺胺类及抗真菌药酮康唑等。其中，以大环内酯类和磺胺类临床上最为多见，四环素静脉滴注偶可引起急性肝衰竭。

2. 解热镇痛剂类 解热镇痛剂类药物引起的肝损害约占 11.1%。如水杨酸盐类，各种 NSAID 等。其中，以对乙酰氨基酚较常见。正常剂量下（<3g/d，<3d）并不造成肝细胞损伤，但服用剂量过大可导致中毒性肝炎。

3. 抗结核药类 临床上 8%~13%的药物性肝病由抗结核药引起。抗结核药物中，除链霉素及乙胺丁醇外，大部分抗结核药如异烟肼、利福平、对氨基水杨酸和吡嗪酰胺都容易引起肝损害，特别是联合应用。

4. 神经系统疾病治疗药 占药物性肝病的 9%~11%。其中，以氯丙嗪、卡马西平、丙戊酸钠、氟哌啶醇、丙米嗪较常见。氯丙嗪具有直接的肝毒性，导致肝细胞变性、坏死及炎性反应。氟哌啶醇和丙米嗪可导致胆汁淤积性肝损害。

5. 消化系统疾病治疗药 消化系统疾病治疗药物引起的肝损害约占 5%~6%。多表现为轻度的胆汁淤积。如西咪替丁和雷尼替丁在用药四周以上，少数病例可出现轻度黄疸。

6. 麻醉药 有 6%~11%的药物性肝病由麻醉药物引起。氟烷可造成急性肝炎，表现为血清转氨酶升高，偶可出现严重肝病。氯仿、三氯乙酰也可致肝损害。

7. 抗肿瘤药 如门冬酰胺酶、顺铂、甲基苄肼、阿霉素、光神霉素、甲氨蝶呤、6-巯基嘌呤等引起肝细胞型肝损害，马里兰，氟脱氧尿苷引起淤胆型肝损害。

8. 激素类药及其他 激素类药物引起的肝损害约占药物性肝病的3%。以口服避孕药，雌激素和雄激素最为多见。

其他药物，如治疗心律失常药胺碘酮，治疗甲亢药丙硫氧嘧啶、降糖药格列本脲、抗风湿药来氟米特等。

（二）中草药肝损害约占肝损害的8.3%。见表9-1和表9-2：

表9-1 可能引起肝损伤的中草药（按使用目的分类）

使用目的	药名
● 抑制免疫反应 抗风湿，骨关节炎	雷公藤、昆明山海棠、苍耳子、壮骨关节丸（含狗脊、淫羊藿、骨碎补、木香、鸡血藤、川断、熟地、独活等）
● 治疗皮肤病	银屑病：复方青黛丸、克银丸、消银片、消银一号汤剂 白癜风：白癜风胶囊、白浊丸、白复康冲剂、白癜风一号
● 杀虫药	千里光、川楝子、贯众、藤黄、雷公藤
● 软坚散结，化瘀破瘀（乳腺小叶增生、甲状腺腺瘤、子宫肌瘤等）	增生平、百消丹、消咳片（含浙贝母、夏枯草、丹参、郁金、昆布、白花蛇舌草、金果榄等）、华佗再造丸、大活络丹、疳积散 穿山甲、金果榄、海藻、黄药子、三棱、莪术
● 含柴胡的制剂	小柴胡汤、大柴胡汤、逍遥丸

表9-2 可能引起肝损伤的中草药（按所含成分分类）

成分类别	药名
● 生物碱类	
吡咯里西啶生物碱	千里光、款冬花、佩兰、软紫草、硬紫草
羟基双稠吡咯啶生物碱	土三七
延胡索乙素	元胡、金不换
双氢石蒜碱和石蒜素	石蒜、雷公藤

续 表

成分类别	药 名
• 苷类	
皂苷和黄酮苷	黄药子、柴胡、广豆根、金粟花、芫花
苍术苷	苍术
番泻苷	番泻叶
• 毒蛋白类	
毒蛋白	五倍子、石榴皮、苍耳子、蓖麻子、油酮子、望江南子等
• 金属元素类	
矿物质砷、汞、铅	含铅：密陀僧片、广丹、铅粉
	含砷：牛黄解毒片、六神丸
	含汞：痱积散
• 其他	
长叶薄荷酮等	薄荷油
佛手苷内酯等	独活
苦楝素等	苦楝子

四、临床表现

DILI 的"潜伏期"长短不一。临床表现酷似急性病毒性肝炎。

药物引起的慢性肝损害是指发生 DILI 时肝功生化异常指标超过 3 个月，以无症状或仅有轻微转氨酶增高为常见，较多为缓慢发病。

实验室检查 ALT、ALP 升高的不同幅度可助于判断 DILI 类型（见前文），有的 TBil 升高。

五、免疫介导特异体质性药物性肝病

（一）分型

1. 过敏性体质特异性 DILI 主要表现为高敏性、如发生速度快（多在用药数天至数周内发生），发热，皮疹，关节痛，常有嗜酸细胞增多，自身免疫抗体阳性少见。

2. 自身免疫介导特异体质性 DILI 特点为肝损伤发生速度慢（常在用药数月后出现），多有关节炎。ANA、SMA 等自身抗体阳性，免疫球蛋白增多，无嗜酸细胞增多和其他的过敏现象。此种类型多见于中青年女性。

（二）病程演化 从开始用药到发生 DILI 一般需要 1~3 个月（这也是一般免疫反应产生所需要的时间）。高敏反应如皮疹一般发生较快，

而自身抗体的出现则较晚（半年至一年）。

大多数 DILI 病例在停药后肝损伤迅速恢复，但是，有些病例虽然停药但肝损伤仍持续存在很长时间，这类患者多是自身免疫介导特异体质性 DILI，并且预后很差。

北京大学人民医院报道了两例使用 NSAID 治疗（分别为双氯酚酸服用 4 个月、美洛昔康 6 周）后发生上述自身免疫介导特异体质素 DILI，诊断为 DILI 并发自身免疫现象，用糖皮质激素治愈（王豪. 药物性肝损伤的自身免疫表现. 中国医学论坛报，2010-7-1D1）。近期也有因服养颜排毒胶囊 1 个月而发生自身免疫性 DILI 的报道（候风琴，王贵强. 慢性进展的药物性肝损伤 1 例. 中国医学论坛报，2012-06-28D16）。

六、诊断

（一）DILI 没有特异的临床征象，诊断的可信度主要取决于被评价病例的数据完整性及其证据支持力度。主要临床分析内容及其诊断线索为：①是否完全排除肝损伤的其他病因？需通过多种检查手段仔细分析；②是否具有 DILI 血清肝功生化指标改变的时序特征？药物暴露必须出现在肝损伤发生之前；③肝损伤是否为该药已知的不良反应特征？找药品说明书，上网查相关的资料，书刊曾有的报道；医生经验等。

（二）临床诊断标准

1. 有与药物性肝损伤发病规律相一致的潜伏期：初次用药一般在 5~90d 内，有特异质反应者可 <5d，慢代谢药物（如胺碘酮）导致肝损伤的潜伏期可 >90d，停药后出现肝细胞损伤的潜伏期 ≤15d，出现胆汁淤积性肝损伤的潜伏期 ≤30d。

2. 有停药后异常肝功指标迅速恢复的临床过程：肝细胞损伤型的 ALT 峰值水平在 8d 内下降 >50%（高度提示）；或 30d 内下降 ≥50%（提示）；胆汁淤积型的血清 ALP 或 TBil 峰值水平在 180d 内下降 ≥50%。

3. 必须排除其他病因或疾病所致的肝损伤。

4. 再次用药反应阳性：有再次用药后肝损伤复发史，肝酶活性水平升高 >2×ULN。

符合以上诊断标准的 1+2+3，或前三项中有两项符合，加上第 4 项，均可确诊为 DILI。

（三）中华医学会消化病学分会肝胆疾病协作组 2007 年将国外的 RUCAM 评分系统做了简化（表 9-3）。

表 9-3 DILI 的 RUCAM 简化评分系统

指标	评分	指标	评分
1. 药物治疗与发生肝损伤的时间关系		5. 排外其他非药物因素	
		6. 主要因素：甲型、乙型或丙型病毒性肝炎；胆道阻塞；酒精性肝病，近期有血压急剧下降史	
①初次治疗 5~90d；后续治疗 1~15d	+2		
②初次治疗<5d 或>90d；后续治疗>15d	+1	其他因素：本身疾病并发症；巨细胞病毒、EB 病毒或 Herpes 病毒感染	
③停药时间≤15d	+1		
2. 撤药反应		①除外以上所有因素	+2
①停药后 8d 内 ALT 从峰值下降≥50%	+3	②除外 6 个主要因素	+1
		③可除外 4~5 个主要因素	0
②停药后 30d 内 ALT 从峰值下降≥50%	+2	④除外主要因素<4 个	−2
		⑤高度可能为非药物因素	−3
③停药 30d 后，ALT 从峰值下降≥50%	0	7. 药物肝毒性的已知情况	
		①在说明书中已注明	+2
④停药 30d 后，ALT 峰值下降<50%	−2	②曾有报道但未在说明书中注明	+1
3. 危险因素		③无相关报告	0
①饮酒或妊娠	+1	8. 再用药反应	
②无饮酒或妊娠	0	①阳性（再用药后 ALT 升高>2 倍正常值上限）	+2
③年龄≥55 岁	+1		
④年龄<55 岁	0	②可疑阳性（再用药后 ALT 升高>2 倍正常值上限，但同时联合使用其他药物）	+1
4. 伴随用药			
①伴随用药肝毒性不明，但发病时间符合	−1	③阴性（再用药后 ALT 升高<2 倍正常值上限）	−2
②已知伴随用药的肝毒性且与发病时间符合	−2		
③有伴随用药导致肝损伤的证据（如再用药反应等）	−3		

注：最后判断：>8，极有可能；6~8，很可能有关；3~5，可能有关；1~2，可能无关；≤0，无关

提醒：①为了证实表中 2 的撤药反应，对初次接诊患者已有某些诊断 DILI 的线索时，要立即停用相关药物并且在病情允许情况下不要使用降 ALT 药物，以免影响评分的判定。②任何量表都有缺陷。表中加减分的表达有的与临床脱节，如第 4 项伴随用药问题复杂，似不应轻易减分。不宜将此量表作为唯一的诊断标准，仅供参考。

七、治疗

（一）立即停用有关或可疑的药物。适当休息。绝对忌酒。

（二）有明显黄疸者 10% 葡萄糖液内加甘草酸二铵、水溶维生素（或维生素 C）及门冬氨酸钾镁静脉滴注。谷胱甘肽每日 0.6~1.2g 加入 10% 葡萄糖液 250~500ml 内静滴。

（三）有明显淤胆或瘙痒者或给予熊去氧胆酸（UDCA）每日 13~15mg/kg 或加用腺苷甲硫氨酸。对皮肤剧烈瘙痒可给予消胆胺（考来烯胺）。

（四）对于对乙酰氨基酚中毒引起的急性肝衰竭，早期应用解毒剂 N-乙酰半胱氨酸（NAC），人工肝支持治疗效果显著。

（五）对免疫介导特异体质性 DILI 可投予泼尼松龙（30mg/d）及硫唑嘌呤（50mg/次，1~2 次/d）治疗。

（崔丽萍）

第二节　非酒精性脂肪性肝病

一、患病率

中国的上海、广州和香港等地成人的非酒精性脂肪性肝病（NAFLD）患病率在 15% 左右。

二、病因及发病机制

（一）NAFLD 的危险因素有高脂肪高热量饮食结构，多坐少动的生活方式。常与胰岛素抵抗（IR）、代谢综合征及其组分（肥胖、血脂紊乱、高血压和 2 型糖尿病）并存。

（二）NAFLD 患病有"二次打击"学说：初次打击主要是 IR，它通过促使外周脂肪分解增加和高胰岛素血症引起良性的肝细胞内脂质沉积；第二次打击主要是氧化应激和脂质过氧化。

三、临床表现

（一）NAFLD 常与代谢综合征相关疾病并存，起病隐匿，常无症状。

部分患者可有乏力、右上腹不适、肝区隐痛、上腹胀闷等非特异症状。无痛性肝肿大为其常见体征。

（二）NAFLD 分为单纯性脂肪肝、脂肪性肝炎及其相关肝硬化。绝大多数处于单纯性脂肪肝阶段。仅有部分病例发展为脂肪性肝炎，而进展到肝硬化者更少见。单纯性脂肪肝无需行肝活检。

（三）实验室检查 血清 ALT、AST 和 GGT 轻至中度升高，$<5\times$ULN。在 HBsAg（+）、HBVDNA$<4\log_{10}$拷贝/毫升的患者中，若存在代谢性危险因素，则 ALT 轻度升高更有可能由 NAFLD 所致。

（四）影像学检查

1. 超声检查

具备下述两项者为弥漫性脂肪肝：

（1）肝脏近场回声弥漫性增强（"明亮肝"），回声强于肾脏；

（2）肝内管道结构显示不清；

（3）肝脏远场回声逐渐衰减。

2. CT

肝脏密度普遍降低，肝/脾 CT 值之比<1.0 但>0.7 者为轻度，≤ 0.7但>0.5 者为中度，≤ 0.5 者为重度脂肪肝。

四、诊断标准

需符合以下 3 项条件：

1. 无饮酒史，或饮酒折合乙醇量$<140g/$周（女性$<70g/$周）；

2. 除外病毒性肝炎、全胃肠道外营养、肝豆状核变性、自身免疫性肝病及药物因素（他莫昔芬、胺碘酮、丙戊酸钠、甲氨蝶呤及糖皮质激素等）等可导致脂肪肝的特定疾病和药物。

3. 肝活检组织学改变 符合脂肪性肝病的病理学诊断标准。

鉴于肝组织难以获得，NAFLD 的诊断在实际工作中可定为：①肝脏影像学表现符合弥漫性脂肪肝的诊断且又无其他原因可解释；②有代谢综合征相关组分的患者出现不明原因的 ALT 和（或）AST、γ-GT 持续增高半年以上。减肥和改善 IR 后，异常肝脏酶谱和影像脂肪肝改善甚至恢复正常者可明确 NAFLD 诊断。

代谢综合征的诊断标准（国际糖尿病联盟，2005 年）符合以下 5 项条件中 3 项或以上者：①肥胖症：腰围$>90cm$（男性），$>80cm$（女性）和（或）$BMI>25kg/m^2$。②甘油三酯（TG）增高$\geq 1.7mmol/L$ 或已诊断为高 TG 血症。③高密度脂蛋白胆固醇（HDL-C）降低，$<1.03mmol/L$

（男性），<1.29mmol/L（女性）。④血压升高，BP≥130/85mmHg 或已诊断为高血压病。⑤空腹血糖（FPG）≥5.6mmol/L 或已诊断为糖尿病。

BMI（body mass index，体重指数）的测算公式：BMI＝体重（kg）×身高（cm）的平方。

亚洲肥胖分类及其干预措施见表9-4。

表9-4　亚洲肥胖分类及其干预措施

分型	BMI	干预措施
健康	18.5~22.9	维持体重
超重	23.0~24.9	维持或降低体重，有危险因素时可考虑使用药物
1度肥胖	25.0~29.9	改变生活方式加药物
2度肥胖	≥30.0	改变生活方式加药物 极低热量饮食

现有学者提出腰围（cm）大于身高（cm）的 1/2 以上者为不健康的危险因素，较 BMI 易于计算。

五、预后

单纯性脂肪肝预后良好，脂肪性肝炎或肝纤维化者可缓慢进展为肝硬化。总体预后与并存的代谢综合征组分是否得到纠正密切相关。

六、治疗

（一）通过健康教育纠正不良生活方式和行为，如低糖、低脂的平衡饮食，并限制每日总的饮食摄入量；避免过量饮酒；避免使用各种可能有肝毒性的中西药物和保健品；坚持进行中等量有氧运动。只有 BMI 下降才能有益于包括 NAFLD 在内的代谢综合征组分的康复。

（二）治疗并存的代谢综合征，如糖尿病：使用胰岛素增敏剂二甲双胍、吡格列酮、罗格列酮；对血脂紊乱者使用他汀类药物；对高血压病使用 ARB（血管紧张素受体阻滞剂）。

（三）控制 BMI，减少腰围。对并发肥胖的 NAFLD 患者如果改变生活方式 6~12 个月，BMI 未能降低 5%以上，可谨慎选用西布曲明、奥利司他等减肥药物进行二级干预。每周体重下降不宜超过 1.2kg（儿童每周不宜超过 0.5kg）。

（四）对 ALT 及（或）AST 升高>2×ULN 者（已除外病毒感染等原

因）可用辅助治疗药物，如多烯磷脂酰胆碱、水飞蓟素（宾）及谷胱甘肽等药物每次用 1~2 种。

（五）对 BMI>40 或 BMI>35 并发睡眠呼吸暂停综合征等肥胖相关疾病者，可考虑做减肥手术，如胃旁路术等。

（张明香）

第三节　酒精性肝病

一、患病率

在我国南方及中西部省份流行病学调查显示，成人群体酒精性肝病（ALD）患病率为 4.3%~6.5%。酒精性肝病作为肝硬化的病因为 5%~10%。

二、病因及发病机制

酒精的主要成分是乙醇，乙醇的中间代谢产物乙醛有直接损害肝细胞的毒性作用，是造成肝损害的基本原因。危险因素有：女性酗酒、空腹酗酒；协同作用因素有：高脂血症、肥胖、肝炎病毒感染。

三、诊断标准

（一）有长期饮酒史，一般超过 5 年，乙醇量男性≥40g/d，女性≥20g/d，或 2 周内有大量饮酒史，折合乙醇量>80g/d。乙醇量换算公式 = 饮酒量（ml）×乙醇含量（%）×0.8。

（二）临床症状无特异性，可无症状，或有右上腹胀痛、食欲不振、乏力及黄疸等；随着病情加重，可有神经精神症状和蜘蛛痣、肝掌等表现。

（三）AST、ALT、γ-GT、TBil、凝血酶原时间、平均红细胞容积（MCV）和糖缺陷转铁蛋白（CDT）等指标增高，ALT 仅轻度升高。AST/ALT>2、γ-GT 升高、MCV 升高为酒精性肝病的特点，而 CDT 测定较特异。禁酒后这些指标可明显下降，通常 4 周内基本恢复正常（但 γ-GT 恢复较慢），有助于诊断。

（四）影像学检查

1. 肝脏 B 超　具备以下三项表现中的两项者为弥漫性脂肪肝：①肝脏近场回声弥漫性增强，回声强于肾脏；②肝脏远场回声渐衰减；③肝内管道结构显示不清。

2. CT　弥漫性肝脏密度降低，肝/脾 CT 比值≤1.0 但>0.7 者为轻度，肝/脾 CT 比值≤0.7 但>0.5 者为中度；肝/脾 CT 比值≤0.5 者为重度。

因肝活检标本不易获得，故符合以上饮酒史、症状体征、实验室及影像学表现，就可以诊断为酒精性肝病。即使患者有另外的肝病，酒精性肝病可以成为其"共病"。

四、临床分型

（一）轻度酒精性肝病 肝脏生化指标、影像学检查基本正常或轻度异常。

（二）酒精性脂肪肝 影像学诊断符合脂肪肝标准，血清 ALT、AST 或（和）γ-GT 可轻微异常。

（三）酒精性肝炎 有近期大量酗酒的病史，由短期内肝细胞大量坏死引起的一组临床病理综合征，可发生于有或无肝硬化的基础上。主要表现为血清 ALT、AST 升高和血清 TBil 明显升高，可伴有发热、外周血中性粒细胞升高。重症酒精性肝炎是指酒精性肝炎患者出现肝功能衰竭的表现者。

（四）酒精性肝硬化 有肝硬化的临床表现和血清生化指标的改变。

五、组织病理学诊断

酒精性肝病病理学改变主要为大泡性或以大泡性为主伴小泡性的混合性肝细胞脂肪变性，不能与其他脂肪性肝病区别。依据肝脂肪变性的程度分为 F0~F4，依据是否伴有炎症反应及其程度分为 G0~G4，依据纤维化处在哪一级期分为 S0~S4。

F0：<5%肝细胞脂肪变，F1：5%~33%肝细胞脂肪变，F2：33%~66%肝细胞脂肪变，F3：66%~75%肝细胞脂肪变，F4：75%以上肝细胞脂肪变。在炎症程度为 G2 时可以见到乙醇性透明小体（Mallory 小体），是酒精性肝炎特征性组织学改变。

六、预后

轻度酒精性肝病和酒精性脂肪肝一般预后良好，戒酒后可完全恢复。酒精性肝炎如能及时戒酒和治疗多数可恢复，发展为失代偿期肝硬化及肝功能衰竭预后差。

有多种用于评价重症酒精性肝病的严重程度及近期存活率，主要包括 Child-Pugh 分级、终末期肝病模型（MELD）积分等。尚有凝血酶原时间（PT）-胆红素特别函数（Maddrey 判别函数），其计算公式为 4.6×PT（实测 PT 秒-正常对照秒）+TBil（mg/dl）。

七、治疗

（一）戒酒　是最重要措施，戒酒过程中应注意防治戒断综合征。

（二）营养支持　摄入高蛋白、低脂饮食，补充维生素 B 族、C、K 及叶酸。

（三）药物治疗：

1. 重症酒精性肝炎或有肝性脑病或 Maddrey 指数＞32 可用糖皮质激素。

2. 美他多辛（metadoxil）可加速酒精从血清中清除，有助于改善酒精中毒症状和行为异常。

3. 改善肝功能治疗　可用药物有腺苷蛋氨酸、多烯磷脂酰胆碱、谷胱甘肽、甘草酸制剂、水飞蓟素（宾）等。可选用1~2种。

4. 对伴有肝纤维化者可投予有抗肝纤维化作用的复方中药。

（张明香）

第四节　自身免疫性肝炎

一、病因及发病机制

自身免疫性肝炎（AIH）的发病机制尚未明确，目前认为与自身抗原的产生和淋巴细胞的异常突变引起机体对自身组织失去免疫耐受而产生自身抗体和（或）自身致敏细胞，从而攻击自身靶抗原和组织，进而造成病理性改变和功能障碍。

二、临床表现

女性多见，在10~30岁和绝经期呈两个发病高峰。多起病缓慢，症状轻重不一，轻者可无症状，一般表现为疲劳、上腹不适、皮肤瘙痒、食欲不振等。早期肝大，可有脾大、黄疸、蜘蛛痣等。晚期发展为肝硬化。

部分患者可有肝外表现：如持续发热伴急性、复发性、游走性大关节疼痛；女性可有闭经；可有齿龈出血、鼻出血、满月面容、痤疮、多体毛、皮肤紫纹；还可有甲状腺炎和肾小球肾炎等。有肝外表现时，提示疾病处于活动期。

三、实验室检查

（一）肝功能检查　血清转氨酶升高，其升高水平与肝细胞损伤程度相关。TBil 与 ALP 多轻到中度升高。

（二）免疫学检查

1. 血清 γ 球蛋白和 IgG 升高。

2. 自身抗体包括：抗核抗体（ANA）、抗平滑肌抗体（SMA）、抗肝肾微粒体 1 型抗体（LKM1）、抗 1 型肝细胞溶质抗原抗体（LC1）、抗可溶性肝抗原抗体（anti-SLA）/抗肝胰抗体（anti-LP）、抗去唾液酸糖蛋白受体抗体（ASGPR）、抗中性粒细胞胞质抗体（pANCA）。自身抗体水平变化，有助于临床分型、评价病情、指导治疗。

四、诊断依据

（一）除外病毒性肝炎、酒精、药物和化学物质所致的肝病及遗传性肝脏疾病。

（二）血清转氨酶显著异常。

（三）高球蛋白血症（γ-球蛋白和 IgG>正常上限）

（四）血清中存在自身抗体。

（五）肝组织学见表 9-5。

（六）多为女性，伴有其他免疫性疾病，且糖皮质激素治疗有效。

自身免疫性肝炎（AIH）简化诊断标准（表 9-5）：（Hennes EM 等 2008 年提出）。

表 9-5　自身免疫性肝炎简化诊断标准

变量	标准	分值	备注
ANA 或 SMA	1∶40	1 分	
ANA 或 SMA	1∶80		
或 LKM-1	1∶40	2 分	多项同时出现时最多 2 分
或 SLA	阳性		
IgG	>正常值上限	1 分	
	>1.10 倍正常上限	2 分	
肝组织学	符合 AIH	1 分	界面性肝炎、汇管区和小叶内淋巴浆细胞浸润、肝细胞玫瑰样花结被认为是特征性 AIH 组织学改变，3 项同时存在是为典型 AIH 表现
	典型 AIH 表现	2 分	
排除病毒性肝炎	是	2 分	

6 分 AIH 可能，≥7 分确诊 AIH

五、临床分型

1 型　特征为 ANA 和/或 SMA 阳性，最常见，约占 80%。大部分为 40 岁以下女性，而 SMA 阳性是小儿 1 型 AIH 的唯一标志。多数患者对糖皮质激素治疗效果好。

2 型　特征为抗 LKM1 和/或抗 LC1 阳性，仅约 4% 可检出 ANA 和/或 SMA，约占 AIH 的 4%，儿童多见。可快速进展为肝硬化，复发率高，糖皮质激素治疗效果较差。

3 型　特征为抗-SLA/抗-LP 阳性。在 ANA、SMA、抗 LMK1 均阴性的患者中，抗-SLA/抗-LP 可能是唯一标志。激素治疗反应与 1 型相似。

小部分 AIH 患者自身抗体阴性，有人称之为 4 型。4 型 AIH 与慢性隐源性肝病的区别是前者糖皮质激素治疗有效，而后者多无效。

部分 AIH 患者表现与原发性胆汁性肝硬化（PBC）互有交叉，Krawitt EL 称之为变异综合征（表 9-6）。

表 9-6　AIH-PBC 变异综合征特点

特点	重叠综合征①	自身免疫性胆管炎②
ANA	无	有
SMA	无	有
AMA	有	无
胆汁淤积（ALP、γGT 升高）	无	有
胆管异常的组织学证据	无	有
胆管造影异常	无	无
对免疫抑制治疗的效果	有	不定

①也称为 AMA 阳性的 AIH。特点是 ALP、γ-GT 不升高而 AMA 阳性。

②自身免疫性胆管炎的特点是 ALP、γ-GT 升高而 AMA 阴性，至于自身免疫性胆管炎和 AMA 阴性的 PBC 是否为不同的疾病，目前尚有争论。

关于重叠综合征的界定，现无统一标准，除表 9-6 的提法外，多数学者认为，在自身免疫性肝病中最常见的重叠是 AIH 和 PBC 的重叠，患者可同时具备 AIH 和 PBC 的临床表现、血清学及组织学特征，治疗方案的制定取决于重叠中的优势部分或兼顾之。

六、预后

AIH 预后差别大。无症状预后好，炎症重、治疗无缓解和治后复发的预后差。多数患者未经合理治疗最终发展为肝硬化。未经治疗的患者的中位生存时间为 3.3 年，而经过治疗者为 12.2 年。

七、治疗

（一）AIH 治疗指征

1. 确诊 AIH 或疑似 AIH（简化诊断标准 6 分），AST 及（或）ALT >3ULN。

2. 对于已并发肝硬化者，对无腹水、出血和脑病（大多处于 Child-Pugh A 或 B 级）且有活动性炎症（ALT 显著升高）者亦可考虑激素治疗。也有学者主张对肝功失代偿的患者也应考虑激素治疗，但对肝硬化伴曲张静脉出血者为禁忌。

（二）AIH 治疗方案

表 9-7　成人 AIH 的治疗方案（Czaja AJ，Freese DK，2002）

疗程	泼尼松（龙）（mg/d，一次口服）	联合治疗	
		泼尼松（龙）（mg/d）	硫唑嘌呤（mg/d）
第一周	60	30	50
第二周	40	20	50
第三周	30	15	50
第四周	30	15	50
每日维持量至治疗终点	20	10	50

激素治疗到病情完全缓解，疗程至少 2 年，不宜过早停药，防止复发。长期用药应注意激素引起的骨质疏松和硫唑嘌呤引起的骨髓抑制等不良反应。

对于 AIH 重叠 PBC 或 AIH 伴 ALP、γ-GT 中度以上增高者可同时应用熊去氧胆酸。

泼尼松（龙）治疗无效、有禁忌或不能耐受者，可试用布地奈德（Budesonide），此为第二代糖皮质激素，无全身严重不良反应。其他尚可用环孢霉素 A、他克莫司（FK506）、西罗莫司（rapamycin）、环磷酰胺等治疗。

（三）在应用免疫抑制剂的同时，某些患者特别是中年妇女尚需辅以维生素 D（50 000 单位/周）和口服钙片（1 000mg/d）。

（四）多方治疗失败或已发展为失代偿肝硬化患者，原位肝移植可提高存活率，5 年生存率78%~92%，长期随访显示，>20%的患者 AIH 复发。

（刘　明）

第五节　原发性胆汁性肝硬化

一、病因及发病机制

原发性胆汁性肝硬化（PBC）患者细胞免疫和体液免疫均发生异常。病毒、细菌、化学物质及遗传因素等可通过分子模拟打破机体对线粒体抗原的自身耐受，启动自身免疫反应，发生肝内细小胆管的慢性非化脓性损伤、汇管区炎症、慢性胆汁淤积及肝纤维化。

二、临床表现

多见于中年女性，40~60 岁患者占 85%~90%，起病隐匿，缓慢。

（一）皮肤瘙痒常为首发症状，可局部或全身瘙痒，夜间加剧，瘙痒多在发生黄疸前数月或 2 年左右出现。少数瘙痒和黄疸同时出现。

（二）可有脂肪泻和脂溶性维生素吸收障碍，出现皮肤粗糙和夜盲症、骨软化和骨质疏松、出血倾向等。亦可于眼睑内眦和后发际出现黄疣（黄色扁平斑块）。

（三）肝脾肿大明显，晚期出现门脉高压、腹水。

（四）可伴干燥综合征、甲状腺炎、类风湿关节炎等临床表现。

三、实验室检查

（一）尿、粪检查：尿胆红素阳性、尿胆原正常或减少、粪色变浅。

（二）肝功能试验

1. 血清胆红素中度增高，以直接胆红素增高为主。

2. 血清转氨酶仅轻度增高，多<5×ULN（正常上限）。

3. 血清胆固醇可增高，但肝功能衰竭时降低。

4. 碱性磷酸酶（ALP）与 γ-谷氨酰转移酶（γ-GT）多在黄疸出现前已增高，比正常增高 2~6 倍，甚至更高。

5. 早期血清白蛋白无变化，晚期减少；球蛋白增加，白/球蛋白比例下降或倒置。

6. 凝血酶原时间延长。

四、免疫学检查

血清免疫球蛋白增加，特别是 IgM 升高。90%~95%的患者血清抗线粒体抗体（AMA）阳性，滴度>1∶40有诊断意义，AMA特异性达98%，其中以M_2型特异性最好；约50%的患者抗核抗体（ANA）阳性。

五、影像学检查

B超和CT用于排除肝外胆道阻塞（结石、肿瘤）。

（一）内镜逆行胰胆管造影（ERCP）及磁共振胰胆管造影（MRCP）在PBC患者常提示肝内外胆管正常。

（二）PBC进展到肝硬化时，B超可见到门脉高压。

六、肝组织学检查

以小胆管破坏为主的非化脓性胆管炎或肉芽肿性胆管炎伴局灶性胆管扩张是PBC的特征性病理诊断依据。分Ⅳ期：

Ⅰ期：胆小管炎期（汇管区炎伴胆小管肉芽肿性破坏）；

Ⅱ期：胆小管增生期（门脉周围炎伴胆管增生）；

Ⅲ期：纤维化期（纤维间隔和桥接样坏死形成）；

Ⅳ期：肝硬化期。

四期病理特征可同时出现在一个标本上。

七、诊断标准

1. 中年以上女性，慢性病程，有显著皮肤瘙痒、黄疸、肝大或脾大；

2. 胆汁淤积的生化指标：ALP及γ-GT升高，大于6个月；

3. AMA或AMA-M_2亚型阳性；

4. 彩超或胆管造影检查显示胆管正常；

5. 如AMA/AMA-M_2阴性，肝活检组织学检查符合PBC。

八、预后

有症状患者平均生存期10～15年。无症状患者生存期明显延长。预后不佳因素：老年、总胆红素进行性升高、肝脏合成功能下降、组织学改变持续进展。常见死亡原因为肝硬化并发症。

九、治疗

（一）熊去氧胆酸（UDCA）对治疗本病的效果已得到肯定，应作为首选药物。UDCA的药理作用是：减少内源性胆汁酸的肝毒性，保护肝细胞膜，增加内源性胆汁酸的分解，并兼有免疫调解作用（可减少HLAⅠ类和Ⅱ类抗原分子在肝细胞膜上的异常表达）。剂量13～15mg/（kg·d），一日量分2～3次服。在肝硬化期之前长期使用，可阻止疾病进展。

对UDCA治疗反应不佳者应考虑以下因素：剂量不足、患者依从性不佳（未坚持服药）、存在自身免疫性甲减、重叠AIH、其他疾病引起的 ALP 及 γ-GT 升高等，对无效者可联合糖皮质激素、甲氨蝶呤、硫唑嘌呤、环孢素等，但效果尚未肯定。

治疗方面的进展有：①对 UDCA 应答不佳者加用苯扎贝特（bezafibrate）治疗 12 个月后，80%患者血清 ALP 及 IgM 恢复正常。（王倩怡，贾继东. 熊去氧胆酸治疗 PBC 研究进展. 中国医学论坛报，2012-04-05. D4）②丁二磺酸腺苷蛋氨酸对 PBC 所致的胆汁淤积有一定疗效，对于重症患者，每日剂量为 0.5~1g 静脉滴注，疗程 2~4 周；轻症者口服 0.5~1g，每日 2 次。（董育玮. 陆伦根. 原发性胆汁性肝硬化 1 例. 中国医学论坛报，2012-05-03. D2）

（二）皮肤瘙痒严重者，可用阴离子交换树脂消胆胺（考来烯胺），每次 4 克，日 3 次口服。消胆胺如与 UDCA 同时应用，应间隔 4 小时以上。不能耐受消胆胺副作用者，利福平可作为二线药物，但疗效常在用药一个月后才显著，并需注意对肝脏的副作用。

（三）饮食以低脂肪、高热量、高蛋白为主。针对维生素缺乏，补充脂溶性维生素 A、D_3、K 和钙剂。

（四）终末期 PBC 可施行肝移植手术，移植后 3 年及 10 年，复发率分别为 15%及 30%。

（刘　明）

第六节　原发性硬化性胆管炎

一、病因和发病机制

原发性硬化性胆管炎（primary sclerosin cholangitis，PSC）可能与免疫机制失调、基因易感性和胆管上皮细胞功能紊乱有关，主要是自身免疫介导的胆管损伤，另外，也可能与感染因素及遗传因素有关。主要病理变化为肝内或肝外胆管炎症、增生和纤维化。

二、临床表现

男性多发，男女之比为 2 : 1。

（一）早期多无症状，常于体检时发现肝功能异常。

（二）可有腹痛、乏力、黄疸、瘙痒、溃疡性结肠炎表现、脂肪泻等。

（三）晚期可出现肝、脾肿大，腹水，食管、胃底静脉曲张破裂出血。

（四）易并发胆系感染，可间歇出现寒战、发热。

三、实验室检查

（一）血清胆红素升高，以直接胆红素升高为主。

（二）碱性磷酸酶（ALP）、γ-谷氨酰转肽酶（γ-GT）、胆固醇（CHO）升高，但 ALP 升高更显著。

（三）多种免疫球蛋白升高，可检测到多种自身免疫抗体。如 ANA、SMA，但很少能检测到 AMA。80% 以上 pANCA（抗中性粒细胞胞浆抗体）阳性，最有诊断意义。

四、影像学检查

（一）内镜逆行胰胆管造影（ERCP）和磁共振胰胆管造影（MRCP）是 PSC 诊断的金标准。造影可见肝内、外胆管多发性狭窄和不规则扩张，弥漫性狭窄和狭窄段之间的扩张胆管形成典型的串珠状改变。但小胆管受损的 PSC，胆管造影成像多正常，需做肝组织学检查进行诊断。MRCP 和 ERCP 对 PSC 的诊断敏感性、特异性和准确性相似，分别在 80%~87%，唯 ERCP 可存在并发症如胆管炎、胰腺炎、穿孔或者出血等，而 MRCP 可以清楚地显示胆管基部到梗阻的区域，且无创伤，近年来越来越受到重视。

（二）超声检查最常见的改变是肝内外胆管局限性扩张，但对肝内胆管的检查仍受限制。

五、肝组织学检查

PSC 特征性组织病理改变是胆管周围"洋葱皮样"改变。根据肝实质受累情况及纤维化或肝硬化的有无分为Ⅳ期：Ⅰ期：门脉期；Ⅱ期：门脉周围期；Ⅲ期：纤维间隔形成期；Ⅳ期：肝硬化期。

六、鉴别诊断

主要与胆管癌鉴别：

（一）胆管癌通常肝外胆管扩张较为严重，管壁增厚常>5mm，有时能见到肿块。

（二）胆管癌最具特征性的改变是胆总管突然中断，形态不规则，而 PSC 则表现为逐渐变细或呈鼠尾状狭窄。

七、预后

PSC 病情进展速度不同，预后差别较大，未肝移植的中位存活年限为 12 年。

八、治疗

PSC 无特效治疗方法，治疗的目的是缓解症状或者解除梗阻，但复发率较高。

（一）熊去氧胆酸（UDCA）：20mg～23mg/kg·d，分3次服，是唯一一种可改善胆汁淤积的药物，目前首选。

Schramm C 等报道：UDCA 500～700mg/d，联合皮质激素泼尼松龙1mg/kg·d 及免疫抑制剂硫唑嘌呤1～1.5mg/kg·d。治疗15例PSC患者，所有患者生化指标改善，其中包括了7例单独使用UDCA无效的患者。在随访期间接受肝活检的10例中，6例组织改善，提示UDCA联合免疫抑制剂治疗可能有效。

（二）对皮肤瘙痒可用考来烯胺（消胆胺），每次4克，日3次口服。对继发胆汁淤积瘙痒有效。

（三）脂肪泻和维生素缺乏：可给维生素A、D_3、E和K。

（四）内镜治疗　对肝外胆管完全阻塞，可应用十二指肠镜切开oddi括约肌，探条或气囊管扩张胆管狭窄，胆管取石、冲洗或引流，狭窄处放置内支架等措施。

（五）肝移植：是目前治疗终末期PSC唯一的治疗方法。肝移植后5年生存率达83%～88%，但有15%～30%的患者术后复发。

（张明香）

第七节　Budd-Chiari 综合征

本病曾被译为柏-查综合征、布-加氏综合征，按标准规范应译为巴德-基亚里综合征（BCS）。同义名有肝静脉阻塞综合征。

一、病因及发病机制

主要是肝静脉和肝段下腔静脉血栓形成、狭窄或阻塞而导致肝静脉、下腔静脉回流障碍致产生窦后性门脉高压症。病因主要有：

（一）血栓形成　各种原因所致血液凝固性升高，大多数为原发性肝静脉血栓，也有继发于真性红细胞增多症和其他髓增生性疾病、血小板增多症、口服避孕药等。也可见于炎症性肠道病变患者静脉血栓形成及肝静脉内膜炎。

（二）膜形成　肝静脉、下腔静脉的先天性膜样阻塞是我国BCS的常见原因。

（三）邻近脏器病变　如肝癌、转移性癌肿、肝硬化、肝结核肉芽肿、肝包囊虫病等均造成肝静脉或下腔静脉受压及阻塞。

二、临床表现

一般分为 3 型：

（一）急性型 较少见，病程多在一个月内，多发生于肝静脉血栓形成，临床近似急性肝炎和暴发性肝炎表现。

1. 起病急骤，突发上腹部剧烈疼痛、恶心、呕吐、腹胀、腹泻、肝脏进行性肿大、腹水迅速增加，伴有轻度黄疸。

2. 病情呈暴发性者，在前述症状基础上，黄疸迅速加深，并发生昏迷、上消化道出血、肝肾综合征、自发性细菌性腹膜炎、DIC 等，或因肝功衰竭未能及时救治而死亡。

（二）亚急性型 病程在一年内，90% 以上患者有腹水，多呈顽固性。表现为肝区痛，肝大、有压痛。腹部、下胸部及腰背部浅静脉曲张多与下肢水肿同时存在。

（三）慢性型 病程在一年以上，主要见于膜梗阻病人，此型较多见。

1. 起病缓慢，先有消化不良症状，而后出现肝肿大、腹水、脾肿大、腹壁静脉及食管静脉曲张等。肝脏压痛明显，肝颈静脉反流征阴性。除腹壁静脉曲张外，可见下肢水肿，两胁及背部静脉、下肢浅静脉曲张，其特点是血流方向自下而上。足靴区色素沉着或溃疡。

2. 晚期可因肝功衰竭或出血，继发肝癌死亡。也有持续数年自行缓解的报道。

三、实验室检查

（一）血象 白细胞总数升高，血红蛋白可增加，红细胞压积也可增加。

（二）肝功生化 急性者 ALT 及 AST 升高，血清白蛋白减少，凝血酶原时间延长，部分病人可有 ALP 升高。亚急性型肝功正常或轻度异常。慢性型类似肝硬化的肝功生化改变。

（三）腹水为漏出液，但若并发细菌性腹膜炎，可呈不典型渗出液。

四、影像学检查

（一）超声 肝静脉可呈现狭窄、扩张、扭曲、走行异常，静脉壁增厚，有的变细甚至消失，有时可见静脉内血栓或肝外侧支循环。也可有下腔静脉狭窄、闭塞。

（二）多普勒超声 对 BCS 有极重要诊断价值。

1. 准确判断有无血流信号，如有肝静脉血流信号消失，可肯定有阻塞存在。

2. 可判断血流方向，如肝静脉呈逆血流，就可判定有下腔静脉入口处阻塞。

3. 肝静脉多普勒波型变化，若血流平流或稳流，则提示下腔静脉或肝静脉入口处阻塞。

（三）CT 扫描

1. 急性期可见肝脏呈弥漫性低密度球形增大伴有腹水，这只是 BCS间接征象。特异性表现为下腔静脉和肝静脉内出现高度衰退的腔内充盈缺损（60~70HU）。增强扫描对本病具有重要诊断价值。方法是：注射照影剂后 30 秒钟可见肝门附近呈斑点状增强（中心性斑点区），肝脏周围区域增强不明显，并且出现门静脉广泛显影，提示门脉血流离肝而行，注射造影剂后 60 秒，肝内出现低密度带状影绕以边缘增强，或称为肝静脉和下腔静脉充盈缺损。此种征象高度提示血管内血栓形成，边缘增强是由于血管壁滋养血管显影所致。

2. 亚急性或慢性期平扫可见肝右叶缩小，肝脏尾叶明显增大，具有特征性的是肝静脉不显影，少数病人肝静脉扩张或充盈缺损。时可见肝静脉侧支循环通路。注射造影剂后 45~60 秒，肝脏呈斑点状改变，提示静脉血流缓慢，造影剂停滞。

（四）MRI 显像　示肝实质低强度信号，更重要的是 MRI 可清晰显示肝静脉和下腔静脉的开放状态，甚至可将血管内新鲜血栓与机化血栓或瘤栓区分开。

五、鉴别诊断

（一）肝硬化　亚急性或慢性巴德-基亚里综合征（BCS）常伴有肝硬化，但大多数无急性肝炎改变；与肝硬化时，腹壁静脉以脐部为中心呈离心性排列，引流方向也呈离心性不同。BCS 是在下胸部，两肋和腰背部出现静脉曲张，血流方向由下向上。

（二）心衰和缩窄性心包炎　有心脏病相关的病史，心脏检查有异常发现。

（三）急性肝炎肝衰竭　与急性重型 BCS 区别在于后者肝脏不缩小或缩小不明显，有脾脏迅速增大和颈静脉明显充盈。BCS 时 ALT、AST和 TBil 虽然升高，但无"酶胆分离"现象，有关病原学检查 BCS 大多阴性。

（四）急性肝炎　无剧烈腹痛，且无明显肝脏压痛，无颈静脉充盈，无腹水；而 BCS 有腹水且具增长速度及下肢水肿与肝功能改变不成比例。还可做病原学检测加以区分。

六、预后

BCS 极少数可自行缓解，绝大多数病情呈进行性加重，症状出现后，5 年生存率 10%～70%。在急性期，患者往往死于肝功能衰竭；亚急性和慢性期患者大多发展为肝硬化，患者往往死于门脉高压大出血和进行性肝功能衰竭。

七、治疗

（一）病因治疗　肠道炎症可抗菌治疗；寄生虫感染可抗寄生虫治疗；肿瘤栓塞应化疗或放疗；与口服避孕药有关者停药。

（二）急性型者　可试用抗凝剂和抗生素治疗，或局部及全身用药。一般尿激酶或链激酶 25 万单位静脉注射第一次，再以 10～15 万单位持续静脉滴注 12～48 小时。用药期间同时用标准剂量肝素。

（三）介入治疗　目前广泛开展的介入治疗方法主要有经皮球囊血管成形术、经皮经肝静脉开通术、经颈静脉肝内门腔支架分流术（TIPS）等。

（四）手术疗法　BCS 以手术治疗为主，因手术复杂、创伤大、并发症多，术前应做好充分准备，术中防止大出血。目前手术种类达 20 余种。

（五）原位肝移植　主要适用于 BCS 并发的肝功衰竭和晚期肝硬化。

（崔丽萍）

第八节　特发性门脉高压症

一、病因及发病机制

特发性门脉高压症（IPH）是一种无明确病因的肝内窦前性门静脉高压，1982 年 Guido Banti 首先描述，病理形态上有肝内门静脉分支带状纤维化和狭窄，窦状隙有胶原纤维沉着。发病机制尚不清楚。肝内门静脉和窦内皮细胞损伤可能是初始病因，损伤与感染（如肠道多次感染或其他隐形感染）、中毒（如砷、氯乙烯、硫唑嘌呤、6 羟基嘌呤等）有关。

二、临床表现

大多数有贫血、脾肿大或由于胃食管静脉曲张引起的上消化道出血，或有腹水但无明显肝病表现，很少有蜘蛛痣。可有肝功能轻度异常，但晚期可发生肝功能衰竭。

三、诊断标准

（一）不明原因的脾大、贫血、门脉高压，并可除外肝硬化、血液疾病、肝胆系统的寄生虫病、肝静脉及门静脉阻塞以及先天性肝纤维化等。

（二）1 种以上血液成分减少。

（三）肝功能正常或接近正常。

（四）内镜或 X 线检查证实有上消化道静脉曲张。

（五）B 超、CT 检查有脾肿大、门静脉主干内径>1.4cm，脾静脉>1.0cm。肝表面光滑、质地均匀、无萎缩、不提示有肝硬化。

（六）肝活检显示门脉纤维化，但无肝硬化。

以上（一）～（五）项具备可以诊断。

四、鉴别诊断

本病应与各种原因所致肝硬化门脉高压、巴德-基亚里综合征相鉴别。尚需与肝窦阻塞综合征鉴别，后者是由于肝窦内皮细胞损伤致肝窦流出道阻塞引起的肝内窦性门脉高压症。临床表现以突出的门脉高压为特点伴疼痛性肝肿大及高胆红素血症等肝功能异常。

五、预后

50%患者从有临床表现开始中位生存期 25 年，预后较肝硬化（中位生存期 5.9 年）为佳。

六、治疗

凡对肝硬化门静脉高压症使用的治疗方法均适用于特异性门静脉高压症（idiopathic portal hypertension，IPH）的治疗。

（一）外科手术　外科手术被认为首选疗法，主要为脾切除及远端脾肾静脉吻合术。

（二）内镜注射硬化剂治疗　有学者称，能和手术的治疗效果相比拟，但仍缺乏大样本、长时间随访资料。

（三）内科治疗　内科治疗主要为降低门静脉高压，如非选择 β 受体阻滞剂普萘洛尔口服，抑制肝纤维化等。

（张明香）

第九节　肝豆状核变性

本病 1912 年首先由英国 Wilson 奠定其病理临床基础，1921 年命名为肝豆状核变性，国内多用此名称，国外仍称 Wilson 病。

一、病因及发病机制

肝豆状核变性是一种遗传性疾病，主要是由于胆汁分泌铜存在缺陷，导致铜的蓄积。起因是染色体 ATP7B 基因发生变异，此基因编码一种能转运铜的 P 型 ATP 酶（ATP7B），此酶存在于肝细胞的反式高尔基网内，其作用是将铜由细胞内伴侣蛋白转运到分泌通路，既分泌到胆汁中也能结合原铜蓝蛋白以合成活性铜蓝蛋白，由于上述的铜代谢障碍造成血清铜含量增加，铜蓝蛋白降低而尿铜排出量增加。过量的铜具有毒性，沉积在肝脏引发肝病，沉积在以基底节区为主的脑组织内引致细胞变性等病变，铜也可沉积到角膜、肾和骨关节内。

二、临床表现

本病可发生于任何年龄，大多数见于 5~35 岁。

（一）本病的特点是出现角膜色素环（Kayser-Fleisher 环，K-F 环），占有神经症状患者的 95%；无神经症状者超过 50%可发现 K-F 环。在有肝病的儿童常无 K-F 环。K-F 环是由铜在角膜后弹力层潴留所致，须由有经验医师在裂隙灯下观察。可见到棕绿色或棕黄色的环。

（二）神经系统体征多样 常见体征为震颤、共济失调和肌张力障碍。

（三）所有本病患者均有肝受累。至少在发病 10 年内肝病的表现超过神经系统表现，有神经系统症状的患者多数有某种程度的肝病。肝病轻重不一，由无症状、仅有肝功能生化异常（见表 9-8）到有并发症的明显肝硬化。本病亦可发生急性肝衰竭伴 Coombs 试验阴性的溶血性贫血和急性肾衰竭。

表 9-8 肝豆状核变性患者的肝病症状

作者	Walshe	Stremmel 等	Schilsky 等	Scott 等	Ferenci
国籍	英国	德国	美国	英国	奥地利
文献发表年份	1989	1991	1995	1978	2003
肝病例数	87	−	20*	17	30
（总例数）	（>250）	（51）	（320）	（45）	（64）
症状					
黄疸、厌食、呕吐（%）	44	14	15	41	37
腹水/水肿（%）	26	14	50	24	23
静脉曲张出血（%）	6		10	6	3

续　表

作者	Walshe	Stremmel 等	Schilsky 等	Scott 等	Ferenci
国籍	英国	德国	美国	英国	奥地利
文献发表年份	1989	1991	1995	1978	2003
出血素质（%）	8				3
溶血（%）	20	10	5		10
肝肿大/脾肿大（%）	16	49	15	29	17
急性肝衰竭（%）	–	–		–	17
无症状△（%）		18	5		23

△ 常规检查时 ALT 升高或偶然发现肝硬化或 K-F 环

＊ 内有 1 例慢性活动性肝炎

三、实验室检查和眼科检查

实验室检查和眼科检查见表 9-9。

表 9-9　肝豆状核变性的常规检查

项目	典型所见	假"阴性"	假"阳性"
血清铜蓝蛋白	50%低于正常值	在肝脏有明显炎症的患者 免疫学检测定点过高 妊娠，雌激素治疗	低水平见于： —吸收障碍 —非铜蓝蛋白缺乏血症 —杂合子
24h 尿铜	>1.6μmol/24h 儿童>0.64μmol/24h	正常 —采样不准 —无肝病儿童	增加 —肝细胞坏死 —胆汁淤积 —污染
血清"游离"铜	>1.6μmol/L	正常，由于免疫学检测铜蓝蛋白定点过高	
肝铜含量	>4μmol/g 干重	由于采样局部的不同 —有急性肝病的患者 —有再生结节的患者	胆汁淤积综合征
裂隙灯检查 K-F 环	阳性	无 —在高达 50% 有肝脏 Wilion 病的患者 —在多数无症状的兄弟姐妹	原发性胆汁性肝硬化

四、影像学检查

MRI 和 CT 可显示基底神经节区结构异常：CT 最常见的是密度增加，在 T_2MRI 显示密度过高，MRI 在判定病变更为灵敏。也可有其他异常，最具特征的所见是"大熊猫脸"征，只见于少数患者。此外，密度过高还可见于顶板、脑桥（脑桥中央髓鞘溶解）、丘脑、脑干，具有特殊诊断价值。

五、诊断积分系统

诊断的积分系统见表 9-10。

表 9-10　肝豆状核变性的积分系统

[第 8 届国际 Wilson 病大会上确立（Leipzig，2001）]

典型临床症状和体征	分值	其他检查	分值
K-F 环		无胆汁淤积时的肝铜含量	
有	2	>5×ULN（>4μmol/g）	2
无	0	0.8~4μmol/g	1
神经症状**		正常（<0.8μmol/g）	−1
重度	2	硫氰酸盐阳性颗粒*	1
中度	1	尿酮（无急性肝炎时）	
无	0	正常	0
血清铜蓝蛋白		1~2×ULN	1
正常（>0.2g/L）	0	>2×ULN	2
0.1~0.2g/L	1	正常，但用 D-青霉胺后>5×ULN	2
<0.1g/L	2	基因变异分析	
Coombs 阴性溶血性贫血		检测 2 个染色体阳性	4
有	1	检测 1 个染色体阳性	1
无	0	未检测到变异	0

评定　总分 4 分或>4 分：确诊；总分 3 分：疑似诊断，需做进一步检查；总分 2 分或<2 分：可排除诊断。

* 未做肝铜定量时。** 或脑 MRI 有典型的异常

六、预后

本病不治疗可以致命，多死于肝病，少数死于进行性神经疾病的并发症。螯合剂治疗和肝移植可以延长存活期。存活者的预后取决于肝脏和神经疾病的严重程度和对治疗的依从性。经过 1~2 年以上的治疗肝功

可以恢复正常。无肝硬化或代偿性肝硬化的患者在坚持治疗下，可以维持病情稳定。

2005 年 Dhawan 等修订了 Wilson 病的预后积分系统（表 9-11），对肝移植提出了适应证指标。

表 9-11　肝豆状核变性预后积分指数

	1 分	2 分	3 分	4 分
TBil（μmol/L）	100~150	151~200	201~300	301~400
AST（U/L*）	100~150	151~300	301~400	>400
INR	1.3~1.6	1.7~1.9	2.0~2.4	>2.4
WBC（10^9/L）	6.8~8.3	8.4~10.3	10.4~15.3	>15.3
ALB（g/L）	34~44	25~33	21~24	<21

* AST 的 ULN（正常上限为 20U/ml，King's college）

总积分>11 分很可能死亡，需做肝移植

对急性肝衰竭或失代偿肝硬化常需做肝移植。Chilsky ML 等分析了美国和欧洲 55 例次对 33 例 Wilson 所致失代偿肝硬化和 21 例急性肝衰竭所做的原位肝移植（OLT）OLT 后中位存活期 2.5 年，最长存活期 20 年。Billary S 等报道了匹茨堡大学所做的 51 例次 OLT，16 例儿童，23 例成人，移植肝存活率为 73%，患者存活率 79%，移植前为慢性进展性肝病者的存活率好于肝衰竭。有限的观察显示，移植前有神经症状者，OLT 后也可获得改善。

七、治疗

有许多药物被用于治疗肝豆状核变性，对这些药物尚缺乏高质量的效果比较。

（一）D-青霉胺（D-penicillamine）　　其作用主要是螯合铜，促进铜由尿排出，还可诱导金属硫蛋白而发挥作用。剂量为 750~1500mg/d，分 2~3 次口服，儿童剂量为 20mg/kg，分 2 次~3 次口服。最好在餐前 1h 服用，因为食物影响其吸收。因 D-青霉胺影响吡哆胺（维生素 B_6）的代谢，故应补充 25~50mg/d。

在有症状的肝病患者，一般在初次治疗 2~6 个月时见到肝脏合成功能的恢复和临床体征的改善。神经症状的改善较慢，甚至在 3 年后才能见到改善。为增强患者的可耐受性，开始可以给 125~250mg/d，每 4~7d

增加250mg，直至达到最大剂量1 000~1 500mg/d，分2~4次口服。

D-青霉胺副作用较多，约30%患者因此停药。早期的过敏反应有发热、皮疹、淋巴结病、白细胞减少或血小板减少，治疗开始后的1~3周可见蛋白尿。若出现显著的骨髓毒性包括严重的血小板减少和骨髓整体发育不全必须停药。较迟的不良反应有以蛋白尿和尿中出现其他细胞成分为先兆的肾毒性，必须立即停药。其他晚期反应包括狼疮样综合征，此时有血尿、蛋白尿和抗核抗体阳性。

（二）曲恩汀（triethylene tetramine dihydrochloride，二盐酸三乙烯四胺）　1969年开始被用于代替D-青霉胺，它可促进尿的铜排泄。曲恩汀作为铜螯合剂其作用是否堪比D-青霉胺尚有不同意见。

曲恩汀的标准剂量是900~2 700mg/d，分2~3次口服，维持量为900~1 500mg/d。儿童剂量一般为20mg/（kg·d），约为250mg，分2~3次，餐前1h或餐后3h口服。

曲恩汀可用于对D-青霉胺不耐受的患者，甚至对失代偿性肝硬化也有效。神经症状的恶化不如用D-青霉胺时那样常见。在治疗期间可发生可逆性的铁粒幼红细胞贫血。

（三）ammonium tetrathiomolybdate，TM（四硫钼酸铵）

TM是一种强力驱铜剂。开放标签试验（open label trials）表明TM可控制游离铜水平。在双盲试验中，TM较曲恩汀更显著地控制了游离铜水平。初始剂量为20mg，3次/天，进餐时服用，在可耐受的情况下可逐渐增至100mg，3次/天。明显的副作用是骨髓抑制和肝脏毒性。本品现处于试验阶段，尚未上市。

（四）锌　早在1960年，荷兰Schouwink最先将锌用于本病的治疗。其作用机制不同于D-青霉胺和曲恩汀，它干扰胃肠道摄入铜。

现有不同锌盐（硫酸锌、醋酸锌、葡萄糖酸锌）用于临床。推荐剂量分子锌150mg（儿童<50kg者给75mg）分3次，餐前30分钟口服，与螯合剂联合治疗是否更为有利现尚不明确。为了避免锌的效果被螯合剂中和，不能与螯合剂同时服用。

足量锌的治疗效果表现为临床和生化的改善和24h尿铜排泄量增加。锌有轻微副作用：胃刺激症状、轻度免疫抑制作用、降低白细胞的趋化性。血清脂肪酶及（或）淀粉酶升高。

EASL共识推荐，所有有症状的Wilson病患者应接受一种螯合剂（D-青霉胺或曲恩汀）治疗。锌在有神经系统症状患者可起到第一线治疗的作用。

另外，本病患者应进低铜高蛋白饮食，避免进食含铜量高的食物，如畜禽内脏、坚果、贝壳类、蘑菇及巧克力等。勿用铜制品盛水及食物。

（赵汝钦　鞠　莹）

第十节　遗传性血色病

一、病因及发病机制

人类第 6 号染色体 HEE 基因（282Y 和 H63D）突变，使小肠对铁的吸收过多。正常人食物内含铁 10~15mg，仅吸收 4.4~10%，而遗传性血色素（HH）亦称特发性血色病对铁的吸收率高至 20%~45%，导致铁在以肝脏为主的器官内沉积，其他铁沉积的器官尚有胰腺、心脏、内分泌腺、皮肤和关节。铁在体内沉积需 20~30 年，铁在组织器官内沉积后造成组织损害和功能减退，最终导致出现临床症状。

二、肝脏病理

肝肿大，呈铁锈色或赤红色，平均可达 2kg（正常肝重男 1.2~1.8kg，女 1.2~1.4kg）组织学病理为汇管区纤维化，肝细胞和胆管上皮内含大量铁沉着，组织化学染色可显示含铁血黄素反应阳性，染成蓝色。肝细胞可有凋亡或坏死，但无明显炎症反应，后向纤维化发展，假小叶形成，最后小叶结构完全破坏形成肝硬化。

三、临床表现

大多在 35~60 岁发病。男女比为 10∶1。疾病开始有相当的无症状阶段，以后可表现为乏力、皮肤色素沉着、关节酸痛、性欲减退等。并出现以下较典型表现：

（一）皮肤色素沉着　绝大多数患者皮肤呈灰褐色或青紫色，在暴露部位、腋部、腹股沟、生殖器和陈旧瘢痕处最为显著，眼结膜、眼睑缘和口腔黏膜亦可有色素沉着。

（二）肝硬化　绝大多数肝肿大，充实或偏硬，很少压痛。脾肿大 30%~60%，黄疸较少见，一般为轻度。失代偿期可有腹水，腹壁静脉曲张，但蜘蛛痣较少见。

（三）糖尿病　70%~80%有糖尿病，有 25%为最早症状。

（四）内分泌腺异常　性功能减退，阴毛稀少，闭经等。

（五）心脏　约 1/3 患者出现心律失常，15%患者出现心力衰竭、心绞痛。X 线检查可见全心扩大，可呈球形似心包炎所见。

（六）关节 关节痛见于 25%～30% 病例，多见于 2、3 掌指关节，膝和髋关节也可累及。

四、诊断线索

（一）有症状患者 原因不明的肝病伴有铁标志物异常；2 型糖尿病伴有肝肿大、肝酶升高或心肌病；不典型关节病及男子性功能低下。

（二）无症状者 已证实为 HH 的第一代亲属；常规体检时血清铁标志物异常；意外发现原因不明的肝肿大和（或）肝酶异常。

五、实验室检查

主要是检查血清内铁负荷。HH 实验室诊断标准见表 9-12。

表 9-12 遗传性血色病的实验室诊断标准

检查项目	正常值	遗传性血色病患者
空腹血		
血清铁（μmol/L）	10.7～32.2	32.2～53.7
血清转铁蛋白（mg/L）	2 200～4 100	2 000～3 000
转铁蛋白饱和度（%）*	20～50	45～100
血清铁蛋白（μg/L）		
男性	20～200	150～6 000
女性	15～150	120～5 000
肝活检		
肝铁含量		
μg/g 干重	300～1 500	1 500～3 000
μmol/g 干重	5～27	27～550
组织化学		
普鲁士蓝染色	0, +	++～++++

*转铁蛋白饱和度（TS）为血清铁与总铁结合力（TIBC）的比率，以百分比表示，为最有用的初筛检查，正常值界限男性定为<60%，女性定位<50%。灵敏度 0.92，特异性 0.93，阳性预测值 86%。

六、治疗

（一）放血疗法 每周放血一次，每次 500ml 或甚至每周 2 次。治疗开始时每周检查血象、血清白蛋白及血清铁标志，以后改为每 1～2 月测定一次，直至血清铁蛋白维持在 25~50mg/ml 和 TS<30%。放血疗法需持续 2~3 年。

（二）铁络合剂 适用于不宜施行放血治疗的患者，如严重贫血、心力衰竭，应注射去铁敏（deferoxamine）0.5g，一日 2 次，静脉滴注 1 年，待贫血、心衰控制时再采用放血疗法。

（三）控制铁摄入 日常不食含铁丰富饮食，如猪、鸭、牛、羊、血及血制食品，禁用铁制厨具、容器等。避免使用含维生素 C 的制品。

（张明香）

第十一节 吉尔伯特（Gilbert）综合征

一、病因及发病机制

本病是在遗传性高非结合性胆红素血症中由常染色体隐性遗传异常所致的最常见的一种类型。由于尿苷二磷酸葡萄糖醛酸基转移酶（UGT）缺乏（仅为正常人的 25%），肝脏对血清内非结合胆红素的清除能力低下以及形成结合胆红素的能力低下是本病的基本缺陷。

二、临床表现

大多数系在青春期和青年期在体检时或患其他疾病时被发现，男女之比为（1.5~1.7）：1。本病基本无症状，被发现后由于黄疸可引起焦虑、体征方面肝脾不肿大或肝肋下刚可触及，无慢性肝病的体征。血清 TBil 介于 25.5~51μmol/L（1.5~3.0mg/dl），呈波动性，常因疲劳（如备考）、饥饿、应激、饮酒、感染、高热和妊娠而增加。

三、实验室检查

TBil 及 IBil（非结合胆红素）增高，其他常规肝功生化和血清酶测定均正常，尿内胆红素阴性，尿胆原含量正常。

四、诊断

血清 IBil 增高、肝功试验正常和排除溶血性疾病为诊断本病的主要依据。下列实验有一定帮助。

（一）酶诱导剂苯巴比妥（鲁米那）试验 口服 60mg，每日 3 次（为避免白天服药后困倦，亦可上午服 60mg、睡前服 120mg），7 天后血清 TBil 水平明显下降或接近正常。但因其对多种肝内胆汁淤积性黄疸亦可有效，故不甚可靠，最易与本病混淆的是遗传性高非结合胆红素血症中的 Crigler-Najjar 综合征 II 型，两者都是 UGT 缺乏，只是后者少见，且黄疸常较深。

（二）饥饿试验　进低热量饮食（每日 1674J）3 天，TBil 可增高2~3 倍。

五、治疗和预后

本病对正常生活和工作无影响，无需特殊治疗，需与患者说明本病预后良好，其寿命与正常人一样。苯巴比妥仅能作为诊断，不能用于治疗。

（张明香）

第十二节　α_1-抗胰蛋白酶缺乏症

一、病因及发病机制

α_1-抗胰蛋白酶（α_1-AT）为肝脏合成的一种低分子量的糖蛋白，是血浆中 α_1 球蛋白的主要组成部分，具有抑制胰蛋白酶和其他蛋白酶（如粒细胞蛋白酶）的作用。正常人血中 α_1-AT 是由纯合子 MM 的基因型决定，称为 PiMM。在常染色体（定位在 14q32.1）显性有遗传缺陷时，体内形成由纯合子 ZZ 基因决定的病理性 α_1-AT，称为 piZZ，它与正常 α_1-AT 不同之处在于多肽链排列异常，分子量少而溶解度低，以致肝脏不能将其排泌至血中，大量积聚于肝细胞和肺组织中，使肝、肺受损，结果引起肝硬化和肺气肿。

二、临床表现

任何年龄男女均可患病，临床表现多种多样。新生儿肝炎见于 15%~20% 的 piZZ 纯合子。表现为胆汁淤积及肝脾大，约 50% 患儿伴有脐疝和股疝。年龄较大的病童或成人表现为慢性活动性肝炎或肝硬化。本病伴 α_1-AT 缺乏性肺气肿，患者有咳嗽、气急及反复肺内感染。

三、实验室检查

本病进展时血清 TBil 升高，转氨酶升高，ALP 显著升高，ALB 降低，蛋白电泳分析 α_1 球蛋白缺乏。

四、诊断

可依靠家庭史，新生儿胆汁淤积，同时伴有哮喘、肺气肿或反复肺内感染，蛋白电泳 α_1 球蛋白缺乏。可作正常 α_1-AT 含量测定（可选择应用单向免疫扩散、比浊或比色法测定，正常 PiMM 成人为 1.2~2.4g/L）。Pi 表型分析来确诊。肝穿刺活组织检查时可见肝细胞充满大小不等球型红色小体，PAS（过碘酸雪夫）染色呈阳性反应。

五、预后

预后不良。PiZZ 纯合子出生面临新生儿肝炎和幼年肝硬化的危险，进入成年后，仍有少数患者发生肝硬化和肝癌，大部分患者则难免发生肺气肿。

六、治疗

目前尚无特异治疗，基因治疗可能是唯一有效的方法。

（张明香）

第十三节　肝性卟啉病

一、病因及发病机制

肝性卟啉病又称血紫质病，是先天性酶缺陷引起的卟啉［血红素生物合成途径的中间代谢产物均冠以卟啉（porphyrin）］代谢障碍，致卟啉及卟啉前体的产生与排泄增多，并积聚在组织中而出现一系列临床表现。其共同特征为：①属常染色体显性遗传；②虽有先天性酶缺陷，但一般均在青壮年期发病；③急性症状常由外因诱发，特别是巴比妥盐、磺胺类、大环内酯类抗生素、氯霉素、灰黄霉素、雌激素、口服避孕药、氯奎、卡马西平等药物与饮酒；④急性发作期尿内 δ-氨基酮戊酸（ALA）与卟胆原（PBG）排泄量及肝细胞内 ALA 合成酶活性均增加。

二、临床表现

肝性卟啉病临床症状主要表现在神经系统、皮肤和肝脏，分为 4 型，见表 9-13。

表 9-13　肝卟啉病的 4 个临床型

临床、生化要点	急性间歇性卟啉病（AIP）[1]	继发性皮肤卟啉病（PCT）	变异性卟啉病（VP）	遗传性粪卟啉病（HCP）
发病与病程经过	急性反复发作	慢性经过	病情隐匿，可诱发	同 VP，少见
急性腹痛伴其他部位疼痛	显著	无	有，相对轻	同 VP
精神神经症状	显著	无	有，相对轻	同 VP
棕红色尿或久置后变红[3]	有	有	可有	同 VP

续 表

临床、生化要点	急性间歇性卟啉病（AIP）[1]	继发性皮肤卟啉病（PCT）	变异性卟啉病（VP）	遗传性粪卟啉病（HCP）
光感性皮疹[2]	无	显著	可有	同 VP
肝损害	有	有	有	可有
性别	女多于男	男多于女	男女相似	同 VP
尿 PBG 排出量	增加	正常	增加	同 VP
尿：尿卟啉、粪卟啉	增加	增加	急性期增加	增加
粪：粪卟啉	发作期增加	正常	显著增加	同 VP

①急性发作时有特异的三联征：急性腹痛、神经精神症状、橘红色尿。发作时尚可有四肢麻木、上行性弛缓性瘫痪、血压升高、心动过速，或可有癔病样表现。

②暴露部位皮肤损害，初为红斑，继而水疱、糜烂、溃疡，遗留色素或褪色的瘢痕。本型 PCT 血清铁升高，可伴糖尿病，常在 40 岁以后发病。

③ALA 和 PBG 本系无色化合物，但在体外和阳光照射后可转变为尿卟啉或粪卟啉而使尿呈棕红色。

三、诊断

（一）依据其特有的临床表现，尤其棕红色尿的发现。可作为诊断线索。

（二）实验室检查 PBG 增加，尿卟啉及粪卟啉阳性或升高为确诊依据。

尿中尿卟啉正常定量：24h 尿 $0 \sim 36nmol$（$0 \sim 30\mu g$），尿中粪卟啉正常定量：24h 尿 $75 \sim 240nmol$（$50 \sim 160\mu g$）。

四、治疗

（一）AIP 的治疗尚无病因治疗。

1. 发作时可用吗啡或氯丙嗪控制腹痛与神经症状。

2. 神经损害严重者，可用大剂量肾上腺皮质激素。

3. 近年来有人提倡对急重患者静脉注射血红素（heme），减少 ALA 与 PBG 产生，缩短发作时间。

4. 高糖饮食或静脉给予葡萄糖 $300 \sim 400$ 克/日，减少 ALA 合成酶的产生和卟啉物质的排出。

5. 禁酒。

（二）PCT 的治疗：

1. 静脉放血，每 2~3 周一次，每次 300~500ml。当尿卟啉排出量显著减少或血红蛋白降至 11 克时停止放血。

2. 驱铁疗法，去铁敏（deferoxamine mesylate）静脉滴注。

3. 避免日光照射，皮肤局部涂擦油膏。

（三）变异性卟啉症（VP）和遗传性粪卟啉症（HCP）的治疗；同急性间歇卟啉症（AIP）和迟发性卟啉症（PCT）。

（张明香）

第十四节　肝淀粉样变

一、病因及发病机制

现未完全阐明，主要是由纤维蛋白前体形成的淀粉样纤维蛋白在组织细胞外间质、血管壁局部或弥散性沉积，产生占位效应，影响组织细胞功能。肝淀粉样变是系统性淀粉样变的一部分，在很多情况下，淀粉样物质的积聚常是潜在疾病的部分表现，有关疾病可能是自身疾病、炎症、遗传病或肿瘤。

二、临床表现

患者年龄偏大，平均年龄 64 岁，男性约占 2/3，症状取决于原有疾病及淀粉样物质沉积的部位和沉积量。

（一）其他部位淀粉样变（心脏、舌、胃肠道、肾或肾上腺）的表现，最常见的症状是疲乏、虚弱、体重减轻、直立性低血压、活动性气急与水肿等无特殊性。

（二）系统性淀粉样变累及肝脏者超过 50%，肝肿大为最常见体征。少数伴胆汁淤积，黄疸较深。也可有脾大、腹水，并因门静脉高压并发食管静脉曲张破裂出血。

三、临床分型

根据纤维蛋白前体的种类分为淀粉样 A 蛋白（amyloid associated protein，AA）型和淀粉样轻链（amyloid light chain，AL）型。AA 型曾被称为继发性淀粉样变，AL 型曾被称为原发性淀粉样变。

四、诊断

（一）诊断线索　本病诊断困难。原因不明的充血性心力衰竭、心律失常、顽固性腹泻、直立性低血压、肝脾大或舌大等，尤其发生于 40 岁以上的男性患者，应考虑到本病的可能。在多发性骨髓瘤、慢性炎症性疾病、慢性化脓性感染等患者均应注意并发肝淀粉样变。

（二）确诊方法 ①活体组织病理检查为诊断本病的金标准。疑为本病者活检部位首选腹壁，用 16 号穿刺针多次抽吸皮下脂肪送检，活检标本经刚果红染色，在偏振光显微镜下见到苹果绿色双折光即可确诊。②肝穿活检有一定危险性，Gertz 报道 57 例肝淀粉样变做肝穿刺，其中 6 例发生出血或包膜下出血。必要时也可在腹腔镜直视下进行肝活检，肝组织病理可见肝窦和（或）肝内血管壁有淀粉样物质沉积，肝实质细胞萎缩。

五、预后

本病诊断后中位生存期仅 13 个月，但个体差异较大，取决于病因及主要受累器官，因肝淀粉样变引起肝衰竭、门静脉高压者并不常见。

六、治疗

无特殊有效的治疗方法，支持治疗及对症治疗有助于延长生存期。

（张明香）

第十五节 特发性成人肝内胆管缺失症

一、病因及发病机制

特发性成人肝内胆管缺失症（idiopathic adulthood ductopenia，IAD）病因不明，关于其发病机制，迄今未了解清楚。

二、临床表现

IAD 发病率大约只占胆汁淤积性肝病的 1.2%，患病年龄在 15～67 岁之间，中位数 27 岁，超过 40 岁以上发病很少，男女比例 2∶1。

其临床表现缺乏特异性，近 1/3 患者以黄疸、皮肤瘙痒为首发症状，逐渐加重；少数发病时即表现为门脉高压所致的食管静脉曲张或上消化道出血；也有无任何症状仅出现胆汁淤积为主的肝功生化异常。

三、实验室检查

血清 ALP 及 γ-GT 水平升高，可伴有直接胆红素升高为主的高胆红素血症以及高胆固醇血症，多数患者血清 ALT 及 AST 升高，到晚期可见低蛋白血症。

四、影像学检查

B 超、CT、内镜逆行胰胆管造影（ERCP）、磁共振胰胆管造影（MRCP）均示肝内外胆管正常，虽无诊断价值，但可排除肝外胆管阻塞所致的继发性肝内胆汁淤积。

五、肝组织活检

肝组织中≥50%汇管区小叶间胆管或间隔胆管缺如是确定胆管缺失的标准，也是 IAD 的病理学特征。计数胆管需观察 20 个以上汇管区，这就要求肝活检标本足够大而完整。正常时大约 70%~80% 汇管区可见小胆管，但代偿性增生的毛细胆管不计算在内。对此就要求病理科医生必须仔细观察更多的汇管区，尤其在对未查到病因的肝内胆汁淤积患者的肝组织做镜下观察时。

因 IAD 镜下可呈现破坏性胆管炎、胆管碎屑样坏死、胆汁淤积、细胆管增生、汇管区炎症以及继发胆汁性肝纤维化及肝硬化等多种表现，其病理学所见与其他能引起小胆管损伤、破坏的肝病，尤其是原发性胆汁性肝硬化（PBC），常难以区别。没有肉芽肿性胆管炎形成是 IAD 同 PBC 的重要鉴别诊断依据。

六、诊断标准

诊断　IAD 的必要条件包括：①发病年龄为成人、含青春期后期；②胆汁淤积性生化异常；③组织学上至少 50% 汇管区小叶间胆管缺失（须计数 20 个以上汇管区）。

排除标准包括：①新生儿阻塞性胆管疾病史、某些药物和毒物接触史以及炎症性肠病的证据；②血清 AMA 阳性；③有肉芽肿性胆管炎、嗜中性化脓性或非化脓性胆管炎、组织细胞增多症 X、淋巴瘤或其他肿瘤等病理改变；④影像学检查有与小胆管病相关的大胆管异常及（或）炎性肠病征象。

沈阳市第六人民医院曾收治 1 例原因不明高黄疸伴淤胆的男性中年患者，做了肝穿活检，组织片请北京中日友好医院病理科王泰龄会诊，在两条肝组织中共 18 个汇管区，其中 11 个汇管区（64%）未见到小叶间胆管，得以确诊为本病。此患者发病后生存期 3 年。

七、预后

差异很大，有些患者可进行性加重，有首次发病后 3~11 年进展至肝衰竭，有些患者则长期稳定，为良性过程。

八、治疗

目前尚无确切有效的治疗 IAD 的药物。UDCA 治疗某些 IAD 患者（主要为早期、胆汁淤积程度较轻的病例）有一定效果。

（张明香）

第十六节　瑞氏（Reye）综合征

一、病因及发病机制

（一）病因目前已认识的因素有：

1. 病毒感染　发病前常有水痘-带状疱疹病毒、流感病毒、单纯疱疹病毒、风疹病毒、麻疹病毒、流行性腮腺炎病毒及某些肠道病毒等之先驱感染。

2. 毒素　黄曲霉毒素、有机农药、杀虫剂等可能与本病有关。

3. 药物　在流感和水痘患儿使用阿司匹林有诱发本病的高度危险性。

4. 先天性代谢缺陷　如鸟氨酸氨甲酰基转移酶（OTC）、氨甲酰基磷酸合成酶（CPS）和丙酮酸脱氨酶缺乏等。

（二）病理基础：

1. 肝细胞线粒体损害，形成脂肪肝及高短、中链脂肪酸血症导致肝细胞内出现微滴性脂肪浸润。

2. 脑细胞线粒体损害，能量代谢障碍而致急性脑水肿，加之低血糖，高氨血症，高短、中链脂肪酸血症等致病作用，造成严重的代谢性脑病。

由于有以上病理生理变化，故本病又称为脑病合并内脏脂肪变性。

二、流行病学

1973 年起国内各地陆续有病例报道。发病年龄多数为 4~12 岁，婴儿及成人偶见。发病季节与流感一致。散发型 Reye 综合征全年皆有发生。

三、临床表现

前驱期常有咳嗽、流涕、恶心、呕吐、咽痛和皮肤水疱疹或腹泻等，此期持续 3~5 日，偶有 2 周~3 周者。

经过数小时至数日无症状间歇期后进入极期，患者呈高度易激惹状态，发热、烦躁不安、剧烈呕吐、呕吐之严重程度难以用胃肠道功能障碍来解释，实为延髓中枢受刺激及肝功能不全之表现。迅速出现意识障碍如谵妄、幻觉、嗜睡、抽搐直至昏迷。

可有肝肿大，但发热及黄疸并不明显，脑病的严重程度及进展速度个体差异很大，轻者无明显的中枢神经系统症状，仅因肝功能改变而怀疑及此征，重者在反复呕吐数小时后迅速陷入昏迷。

　　婴幼儿患者呕吐、嗜睡及意识障碍等症状出现较迟，而以烦躁不安、呼吸急促和阵发性呼吸困难症状突出，若有前囟饱满、抽搐、神志不清，常误认为肺炎并发脑病而延误诊断，本病可复发，但较先前症状为轻。

　　四、实验室检查

　　（一）主要为血氨、血 ALT 值升高和血糖降低的"两高一低"。

　　（二）凝血酶原时间延长，胆红素增加不明显。

　　（三）末梢血白细胞总数增加，可高达（40～50）×10^9/L，以中性粒细胞为主。

　　（四）脑脊液除压力增高外，葡萄糖值常降低，细胞及蛋白质一般均属正常，偶可轻度增加。

　　五、诊断

　　凡健康儿童，两周内有流感、水痘等病毒感染，在病后 4～7 天发生剧烈呕吐，继而发现进行性意识障碍、谵妄、抽搐、昏迷等神经系统症状，血清转氨酶升高、血氨升高、血糖降低等，应考虑本病。

　　六、鉴别诊断

　　（一）感染中毒性脑病　中毒型菌痢、重症肺炎等均可引起中毒性脑病，一般不伴明显肝功能损害。

　　（二）病毒性脑炎　脑脊液细胞数增多，蛋白含量升高，血糖不降低，肝功能正常。

　　（三）低血糖症　呕吐、感染等诱因可使血糖迅速降低，影响中枢神经系统代谢并出现意识障碍等症状易与 Reye 综合征相混淆。但无肝脏损害，补充葡萄糖后即迅速恢复。

　　本病尚应与化脓性、结核性脑膜炎、肝炎肝衰竭、先天性代谢缺陷、药品或毒物中毒等相鉴别。

　　七、预后

　　预后与病情进展速度及治疗早晚有关。病情轻、发现早、及时治疗则预后较好。20 年前本征死亡率高达 80%～90%，近年随早期诊断和治疗方法不断改进，病死率已降到 10%。部分重症存活者可能遗留各种神经系统后遗症如抽搐、智力障碍和偏瘫等。

　　八、治疗

　　主要是针对解除脑水肿和肝功能异常，由于本病可迅速进展恶化，故应予以重症监护。

（一）支持治疗　静脉连续输入 15% 葡萄糖溶液，必须时加少量胰岛素（如葡萄糖每 6~8g 加胰岛素 1U）。

（二）脑病的治疗　静脉注射甘露醇，可与呋塞米、糖皮质激素合用以有效控制脑水肿。输液可酌情选"慢补快脱"方案。

（三）肝衰竭的处理　口服或鼻饲乳果糖及肠道不吸收抗生素。保持足够热量供给、除葡萄糖外尚可静脉输入复方支链氨基酸制剂及新鲜冰冻血浆。输入鸟氨酸-门冬氨酸等纠正高氨血症。必要时可行血浆置换疗法，以去除有害物质。

（于　红）

参 考 文 献

1. 中华医学会消化学分会肝胆疾病协作组. 急性药物性肝损伤诊治建议（草案）中华消化杂志，2007. 27（11）：765-766.

2. 郭津生，王吉耀. 药物性肝病. 见：陈灏珠，林果为主编. 实用内科学 13 版. 下册. 北京：人民卫生出版社，2009. 2093-2098.

3. 范建高. 脂肪性肝病. 见：姚光弼主编. 临床肝脏病学. 上海：上海科学技术出版社，2005，545-559.

4. 中华医学会分会脂肪肝和酒精性肝病学组，非酒精性脂肪肝诊疗指南（2010 年修订版）. 中华肝脏病杂志，2010，18（3）：163-166.

5. 中华医学会分会脂肪肝和酒精性肝病学组，酒精性肝病诊疗指南（2010 年修订版）. 中华肝脏病杂志，2010，18（3）：167-170.

6. 陈成为，聂青和. 酒精性肝病. 见：姚光弼主编. 临床肝脏病学. 上海：上海科学技术出版社，2005，560-565.

7. 郭津生，王吉耀. 自身免疫性肝病. 见：陈灏珠，林果为主编. 实用内科学 13 版. 下册. 北京：人民卫生出版社，2009，2089-2093.

8. 杨大明，孟宪镛. 巴德-基亚里综合征. 见：姚光弼主编. 临床肝脏病学. 上海：上海科学技术出版社，2004，662-671.

9. 田德安，梁扩寰. 特发性门脉高压症. 见：梁扩寰，李绍白主编. 肝脏病学第 2 版. 北京：人民卫生出版社，2003，1120-1121.

10. 姚光弼，胡克勤. 血色病. 见：姚光弼主编. 临床肝脏病学. 上海：上海科学技术出版社，2004，597-607.

11. 姚光弼. Gilbert 综合征. 见：姚光弼主编. 临床肝脏病学. 上海：上海科学技术出版社，2004，581-583.

12. 梁扩寰. α_1 抗胰蛋白酶缺乏症. 见：梁扩寰，李绍白主编. 肝脏病学第 2 版. 北京：人民卫生出版社，2003，1195-1196.

13. 梁扩寰. 肝性卟啉病. 见：梁扩寰，李绍白主编. 肝脏病学第 2 版. 北京：人民卫生出版社，2003，1196-1198.

14. 杨大明. 肝淀粉样变. 见：姚光弼主编. 临床肝脏病学. 上海：上海科学技术出版社，2004，750-756.

15. 宁琴，罗小平，董永绥. Reye 综合征. 见：姚光弼主编. 临床肝脏病学. 上海：上海科学技术出版社，2004，782.

16. 张文胜，王宝恩，贾继东. 特发性成人肝内胆管缺失症. 肝脏，2004，9（4）：264-266.

17. 吴云海，孟晨鑫，王贵强. 特发性成人肝内胆管缺失症一例. 中华内科杂志，2006，45（6）：519.

18. Hennes EM，Zeniya M，Czaja AJ，Simplified criteria for the diagnosis of autoimmune hepatitis，Hepatology，2008，48：169-176.

19. Krawitt EL. Autoimmune hepatitis. N Engl J Med，2006，354：54-66.

20. Gerda R，Danniel G，Petra KP，et al. Influence dominant bile duct stenosis and bilary infection on outcome in Primary Sclerosing Cholangitis. J Hepatology，2009，51（1）：149-155.

21. Schramm C，Schirmacner P，Helmreich-Becker L，et al. Combincd therapy with，azathioprine，prednisolone，and ursodiol in patients with primary sclerosing cholangitis，A case series. Ann Intern Med，1999，131：943-946.

22. European Assciation for the Study of the Liver. EASL Clinical Pracice Guidelines：Wilson's disease. J Hepatology. 2012，56：671-685.

第十章 内分泌疾病与肝病

第一节 肝源性糖尿病

一、发病机制

肝源性糖尿病是指慢性肝病肝实质损害导致糖耐量进行性减退，部分患者最终发展为糖尿病。在慢性肝炎及肝硬化中发生糖耐量减低或糖尿病损害的分别为 13.8% 及 30.9%。其发病机制如图 10-1：

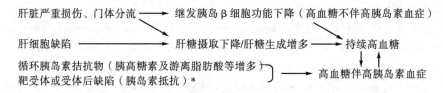

图 10-1　肝源性糖尿病的发病机制

*胰岛素抵抗的临床定义：人体内血浆胰岛素水平升高并导致降血糖作用低于正常人群

二、临床表现

（一）多数患者缺乏糖尿病的特征性表现，多饮、多食、多尿三多症状仅见于 1/5 的患者，且症状轻。

（二）极少有酮症酸中毒、周围血管病变、神经病变等并发症。

（三）由于肝病、糖尿病并存，常有乏力、消瘦、水肿及营养不良表现。

三、诊断

主要根据实验室检查：空腹血糖可轻度升高或正常，但餐后 2 小时血糖>11.1mmol/L，可确诊糖尿病，若>7.8mmol/L<11.1mmol/L，则诊断为糖耐量降低。

四、治疗

（一）合理调配饮食，使碳水化合物占热量的 40%~50%。

（二）降血糖药可用 α 葡萄糖苷酶抑制剂阿卡波糖，可有效降低餐后血糖，但本药可致血氨升高，如 ALT<2×ULN 可用小剂量，如有肝功能恶化立即停用。不宜使用口服磺脲类、双胍类降糖药。可以试用改善胰岛素抵抗的药物罗格列酮。

（三）有学者主张对餐后 2 小时血糖>11.1mmol/L 具有糖尿病症状者使用胰岛素治疗。

第二节　糖尿病伴发病毒性肝炎

一、概述

本节指的是在糖尿病的基础上（先有糖尿病）又伴发各型病毒性肝炎。由于存在糖尿病、机体抗感染能力一般下降，肝炎症状可比健康人群较重。

二、诊断

主要与肝源性糖尿病鉴别：①主要依靠详尽的病史，搞清"何先何后"；②肝源性糖尿病大多无"三多"症状，无糖尿病的并发症；③伴发肝炎时，血清中存在肝炎标志物（核酸，抗原，抗体）。

三、治疗

（一）控制每日摄入碳水化合物量在 300~400 克，此量既可满足机体和肝细胞对葡萄糖的需要，又可控制血糖不至于太高。对能耐受者给予高蛋白饮食，脂肪摄入不宜过多。

（二）对血糖、糖化血红蛋白值不甚高者，经饮食控制有效的，可不必投予降糖药。

（三）对肝功损伤明显、TBil 升高明显，尤其食欲差或伴呕吐者，可给予静脉滴注葡萄糖联合胰岛素治疗。如血糖值甚高，可增加胰岛素剂量，在一般情况下葡萄糖每 4~5 克加胰岛素 1 单位，调整为葡萄糖每 4~5 克加胰岛素 1.5~2 单位，如每项静滴 10%葡萄糖液 250ml 内可加胰岛素 8~10 单位及 10%氯化钾液 5ml。这样既提供热量、保持肝糖原合成及肝脏的解毒能力，又不致使血糖升高。

（四）对肝炎发病前已用胰岛素治疗者，不宜停用，以免发生酮症酸中毒和高渗性昏迷。

第三节 甲状腺功能亢进性肝病

一、发病机制

过量的甲状腺素对肝脏有毒性作用，导致肝循环障碍、组织缺氧、肝酶活力障碍以及蛋白质、糖原分解代谢亢进；高代谢状态，肝细胞耗氧量增加，而肝血流量未相应增加。

二、临床表现

在甲亢患者中肝损害的发生率可达 38%。表现为食欲下降、恶心、呕吐、腹泻；约 40% 有肝肿大，约 30% 有黄疸。有黄疸者似急性黄疸型肝炎；无黄疸者甲亢症状突出，肝病症状相对不明显；但若同时有细菌感染、心衰及营养不良，尤其感染肝炎后可出现高黄疸。

三、实验室肝功检查

ALT 轻中度升高，一般不超过 5×ULN，可伴 TBil 升高，严重者白蛋白/球蛋白值倒置。

四、诊断

甲亢病程中出现肝功能损害，排除肝炎等肝胆疾病及其他引起肝损害的病因（包括甲亢药物引起的肝损害），经治疗甲亢控制后肝损害恢复正常，可诊断为甲亢性肝病。

五、治疗

（一）应用抗甲亢治疗与改善肝功能（可使用谷胱甘肽、甘草酸二胺和/或水飞蓟宾等）同时进行，各种抗甲状腺药物的毒性反应基本相似，对 T_3 增高明显的重症患者和妊娠妇女选择丙硫氧嘧啶（100mg，tid），轻中度甲亢患者选择甲巯咪唑（他巴唑），其剂量为丙硫氧嘧啶的 1/10。

（二）随意中止抗甲状腺治疗可诱发甲状腺危象。对少数伴高黄疸（TBil>5×ULN）患者可采用皮质激素治疗，如泼尼松龙 30mg/d，1~2 个月后逐渐减量至停药。

（三）β受体阻滞剂可以迅速阻断儿茶酚胺的作用，改善甲亢患者的手抖，烦躁多汗及手抖等交感神经兴奋的症状，并可阻断外周组织 T_4 向 T_3 的转化，常用普萘洛尔（心得安）每天 30~40mg，分 3~4 次口服。

（四）^{131}I 治疗见下节。

第四节　甲状腺功能亢进伴发病毒性肝炎

一、概述

甲亢患者可伴发各型肝炎，甲亢与肝炎成为"共病"，两者并存，常有黄疸，易发展为肝衰竭，病死率高。

二、治疗

肝炎与甲亢治疗应同时进行，尽早控制甲亢。

（一）关于抗甲亢药物的应用，尚有不同看法，但经临床肝活检等证实，该类药物仍是安全有效的主要药物，可用小剂量甲巯咪唑（如5~10mg tid）可有效地控制病情而副作用小。

（二）对高黄疸病例应做人工肝血浆置换（PE），可以迅速排出血中高水平的甲状腺素、胆红素及其他毒性物质，较快见到效果，但需反复使用（隔日1次，或每周2~3次）方能保持效果。对因各种原因不能做PE者仍应考虑抗甲亢药物治疗。此时应权衡利弊，若不控制甲亢，甲状腺素持续分泌及释放入血和免疫失常，则不能控制肝损害的持续发展，进展为肝衰竭的风险相当大，在获益大于风险的情况下，可以考虑抗甲亢药物治疗。

（三）给予普萘洛尔（心得安）10~20mg/次，3次/天，可缓解症状。

（四）肾上腺皮质激素　对高黄疸或处在肝衰竭前期或早期的患者，可采用中等剂量、短疗程的皮质激素治疗。若甲亢伴发乙型肝炎需加核苷类似物联合治疗。

（五）^{131}I治疗，治疗机制是甲状腺摄取^{131}I释放出β射线，破坏甲状腺组织细胞，已应用60余年，是欧美国家治疗成人甲亢的首选方法。对甲状腺以外的器官，如心脏，肝脏，血液系统等不造成急性辐射损伤，可以安全的用于甲亢并发肝、肾等器官损害，2007年中华医学会内分泌科学会和核医学分科学会制定的"中国甲状腺疾病诊治指南"中将"甲亢并发肝肾等器官损害"列入相对适应证。但因^{131}I治疗后发生甲状腺功能减退者逐年增加，每年增加5%，影响了本疗法的应用。

小结　甲亢伴有肝损害的原因有三：①甲亢本身由于甲状腺素分泌过量而致肝损伤，常查不到其他原因；②使用甲亢治疗药由于药物的副作用而致肝损伤，较为少见，与前项的区别主要是治疗后甲亢症状多已减轻，但继续治疗时出现了基线并不存在的肝功生化异常；③伴发病毒性肝炎时的肝损伤，黄疸多较高，血清中出现相关肝炎病毒的血清标志物不难鉴别。

（王玉文）

参 考 文 献

1. 孟宪镛. 肝病与糖代谢紊乱和糖尿病、甲状腺激素与肝病. 见：姚光弼主编. 临床肝脏病学. 上海：上海科学技术出版社，2004，740-745.
2. 贺冶冰，金之欣. 代谢内分泌疾病的肝损害. 见：梁扩寰，李绍白主编. 肝脏病学. 第2版. 北京：人民卫生出版社，2003，1227-1231.
3. 李智. 抗甲状腺药. 见：杨宝峰主编. 药理学. 第6版. 北京：人民卫生出版社，2003，374-375.
4. 陆志强，高鑫，林祥通. 甲状腺功能亢进症. 见：陈灏珠，林果为主编. 实用内科学. 13版. 上册. 北京：人民卫生出版社，2009，1264-1267.
5. 滕卫平. 甲状腺功能亢进症. 见：陆再英，钟南山主编. 内科学. 第7版，北京：人民卫生出版社，2008，718-719.

第十一章　肝　硬　化

［前附］肝纤维化（hepatic fibrosis）

一、病因及发病机制

由于肝炎病毒、酒精、药物与毒物、血吸虫、代谢和遗传障碍或缺陷、胆汁淤积和自身免疫性肝病等多种损伤因素长期慢性刺激肝脏，在多种细胞因子，如转化生成因子 β、血小板衍生生成因子等的参与下，使肝窦内肝星状细胞被激活，分泌细胞外基质（ECM）等胶原物质，其生成大于降解，促使肝脏 ECM 异常淤积与组织结构重构。肝纤维化见于大多数不同原因的慢性肝病中，是向肝硬化的移行阶段。

二、临床表现

无特异症状及体征，或只有原发病的临床表现。

三、组织病理学检查

肝穿刺活组织用苏木素-伊红染色、Masson 染色和网状纤维染色，可见纤维组织不同程度的增生，是判断肝纤维化程度的金标准。2000 年病毒性肝炎防治方案指出，肝纤维化是肝内有过多胶原沉积，依其对肝结构破坏范围、程度及对肝脏微循环影响的大小，划分为 1~4 期（stage，S）：

S1 包括汇管区、汇管区周围纤维化和限局窦周纤维化或小叶内纤维瘢痕，两者均不影响小叶完整性。

S2 纤维间隔即桥接纤维化，主要由桥接坏死发展而来，S2 虽有纤维间隔形成，但小叶结构大部保留。

S3 大量纤维间隔，分隔并破坏肝小叶，致小叶结构紊乱，但尚无肝硬化，此期一部分患者可出现门静脉高压和食管静脉曲张。

S4 早期肝硬化，肝实质广泛破坏，弥漫性纤维增生，被分隔的肝细胞团呈不同程度的再生及假小叶形成。此期炎症多尚在进行，纤维间隔宽大疏松，改建尚不充分。这与肝硬化不同，在肝硬化时，纤维间隔包绕于假小叶周围，间隔内胶原及弹力纤维经结构改建，多处环绕假小叶呈平行排列。

四、实验室检查

（一）肝纤维化标志物 常用的有①透明质酸（HA）。②Ⅲ型前胶原肽（PCⅢ）。③Ⅳ型胶原（Ⅳ-C）。④层粘蛋白。这些指标随弥漫性肝炎→肝纤维化→肝硬化逐渐升高，但不能代表纤维沉积于肝组织的量，对纤维化分期无直接指导意义，有两项以上升高有参考价值。

（二）血清蛋白的变化 在部分患者，随着肝纤维化的发展 A/G 比值逐渐降低，γ 球蛋白逐渐升高。

五、影像学检查

（一）B 超、CT 常无特异性改变，有时见到肝包膜光滑度稍差或欠佳。

（二）顺时弹性记录仪（FibroSan）是一项无创的可重复的测量肝组织纤维化程度的新方法，初步研究表明其弹性值可反映肝纤维化程度。

六、伴肝纤维化发展的慢性肝病分期及临床

表 11-1 显示脂肪肝及酒精性肝病的发展过程：

表 11-1　基于组织学、临床、血流动力学参数的慢性肝病分期

组织学	F1~F3	F4（肝硬化）		
临床	非肝硬化	代偿期	代偿期	失代偿期
亚期		1 期	2 期	3 期
症状	无	无	无	腹水、静脉曲张、
		（无静脉曲张）	（有静脉曲张）	出血、脑病
HVPG（mmHg）		>6	>10	>12
生物学	纤维增生	瘢痕或交联	厚瘢痕和小结形成	不能消退的瘢痕
	血管形成			

F：肝脂肪变程度：F0：<5%肝细胞脂肪变，F1：5%~33%肝细胞脂肪变，F2：33%~66%肝细胞脂肪变，F3：66%~75%肝细胞脂肪变，F4：75%以上肝细胞脂肪变。HVPG：肝静脉压力梯度。

［郭津生. 寻找肝硬化的病理生理学分级方法. 中国医学论坛报，2010-03-25D2，原表引自 Hepatology 2010，51（4）：1445］

七、诊断

肝纤维化的诊断要综合病因、血清肝纤维化标志物、影像学检查尤其是肝活检的组织病理学所见。肝纤维化虽然在国际疾病分类（ICD-10）是作为一种病名，但主要还是一种组织病理学概念，通常未将其写

入临床诊断中。

八、治疗

（一）病因治疗　如对慢性乙、丙型肝炎实施干扰素、核苷（酸）类似物治疗，对治疗应答的患者可使肝纤维化逆转。

（二）必须绝对戒酒。

（三）复方中药　有活血、化瘀、软坚、散结作用的中药有辅助治疗抗纤维化作用。如①扶正化瘀胶囊（片）由丹参、虫草菌粉、绞股蓝、桃仁、松花粉、五味子组成。②复方鳖甲软肝片由鳖甲、冬虫夏草、黄芪、党参等 11 味中药组成。

（王玉文）

第一节　病因及发病机制

一、病因

（一）病毒性肝炎　主要为乙型、丙型和丁型肝炎病毒感染，约占 60%~80%，肝炎病毒重叠感染或与酒精性肝病重叠可加速发展至肝硬化。

（二）慢性酒精中毒　在我国约占 15%，近年有上升趋势。

（三）非酒精性脂肪性肝炎（NASH）　发病率日益升高，新近国外研究表明，约 20% 的非酒精性脂肪性肝炎可发展为肝硬化。据统计 70% 不明原因的肝硬化可能由 NASH 引起。

（四）胆汁淤积　常见于原发性胆汁性肝硬化及原发性硬化性胆管炎。

（五）肝静脉回流受阻　慢性充血性心力衰竭、缩窄性心包炎、肝静脉阻塞综合征、肝小静脉闭塞病等引起肝脏长期淤血缺氧。

（六）遗传代谢性疾病　先天性酶缺陷疾病，致使某些物质不能被正常代谢而沉积在肝脏，如肝豆状核变性（铜沉积）、血色病（铁沉积）、α_1-抗胰蛋白酶缺乏症等。

（七）工业毒物或药物　长期接触毒物和药物可致肝纤维化和肝硬化。

（八）自身免疫性肝病　由自身免疫性肝炎、原发性硬化性胆管炎或原发性胆汁性肝硬化发展所致。

（九）血吸虫病　虫卵沉积于汇管区，引起纤维组织增生，导致窦前性门静脉高压，由于再生结节不明显，故严格讲应称之为血吸虫性肝纤维化。

（十）隐源性肝硬化 病因不明者占 5%~10%。

二、病理变化演变过程

大致分 4 个阶段：

（一）肝细胞的广泛变性、坏死，肝小叶的纤维支架塌陷。

（二）残存的肝细胞形成不规则结节状的肝细胞团（再生结节）。

（三）肝纤维化自汇管区-汇管区或汇管区-肝小叶中心静脉延伸扩展，形成纤维间隔。

（四）增生的纤维组织使汇管区-汇管区或汇管区-肝小叶中心静脉之间纤维间隔互相连接，包绕再生结节或将残留肝小叶重新分隔、改建成为假小叶。早期的肝纤维化是可逆的，到后期假小叶形成时是不可逆的。

第二节 主要病理生理

一、门脉高压形成机制

（一）肝纤维化及再生结节对肝窦及肝静脉的压迫，导致门静脉阻力升高是门静脉高压的始动原因。门静脉压随门静脉血流量和门静脉阻力增高而升高。

（二）肝硬化时多种血管活性因子失调，形成心输出量增加、低外周阻力的高动力循环状态，此时内脏充血进而导致门静脉血流量增加，是维持和加重门静脉高压的主要因素。

二、腹水形成机制

（一）门静脉压力升高

1. 肝窦压升高，大量液体进入 Disse 间隙，造成肝脏淋巴液生成增加，当超过胸导管引流压力时，淋巴液从肝包膜直接漏入腹腔。

2. 内脏血管床静水压增高，促进液体进入组织间隙。

（二）血浆胶体渗透压下降 肝脏合成白蛋白能力下降，致血管内液体进入组织间隙。

（三）有效血容量不足 肝硬化时内脏动脉扩张，大量血液滞留于扩张的血管内，导致有效循环量下降（腹水形成时进一步加重），从而激活交感神经系统（SNS）、肾素血管紧张素醛固酮系统（RAAS）等，导致肾小球滤过率下降及水钠重吸收增加，发生水钠潴留。

（四）心房钠尿肽（ANP）相对不足及机体对其敏感性下降、抗利尿激素分泌增加与水钠潴留有关。

第三节　临床表现

一、肝功能减退和门静脉高压

肝功能减退和门静脉高压是肝硬化发展的两大后果，由此引起多系统、多器官受累（见表11-2），进一步发生一系列并发症。

表 11-2　肝硬化的临床表现

肝功能减退	门静脉高压
1. 全身症状：乏力体重下降、肌肉萎缩、水肿 2. 消化系统表现：食欲减退、腹胀、溏便、腹痛 3. 出血倾向：牙龈、鼻腔出血、皮肤黏膜紫癜 4. 内分泌紊乱相关表现： 　（1）肝病面容和皮肤色素沉着 　（2）蜘蛛痣、肝掌 　（3）性功能减退、男性乳房发育、女性闭经、不孕 　（4）糖尿病患病率增加，易发生低血糖 5. 黄疸	1. 门静脉体循环（门-体）侧支循环开放：食管胃底静脉曲张、痔核、腹壁静脉曲张 2. 脾大及脾功能亢进：血细胞三系减少、出血倾向及出血 3. 腹腔积液：腹胀、移动性浊音阳性

注：门静脉高压导致胃肠道充血水肿、胃肠功能失调，脾功能亢进。肝功能减退导致肝脏合成白蛋白减少。

二、症状、体征

起病隐匿，病程发展缓慢，可隐伏数年至数十年以上，我国本病患者以35~45岁男性最多见。部分病人有慢性肝炎病史，或 HBsAg 阳性史，也有部分病人早期可无症状或症状轻微，呈亚临床经过，当出现腹水及并发症被发现时，已是晚期失代偿期肝硬化。

患者可有肝病面容，皮肤黝黑而无光泽，皮肤及巩膜黄染，可见肝掌及蜘蛛痣。当腹水量大时，腹胀成为患者最难忍受的症状。可以出现水肿，尿量减少，甚至胸水。可有腹泻、溏便、腹痛，当明显腹痛时注意并发肝癌、自发性腹膜炎、胆道感染、消化性溃疡等。

顽固性腹水常形成张力性腹水，特点是腹部高度膨隆，腹壁紧张、发亮，膈肌显著抬高，影响呼吸功能和循环功能，加重低氧血症，极易发生肝肾综合征。

第四节　实验室检查

一、血尿粪常规

（一）血常规　初期多正常，后期可有轻重不等的贫血。脾功亢进时白细胞、红细胞、血小板均可降低，网织红细胞增加。并发感染时白细胞可升高（但须与基线相比较），中性粒细胞百分比升高。

（二）尿常规　一般正常，黄疸时尿中可有胆红素，并有尿胆原增加。

（三）粪常规　消化道出血时出现肉眼可见的黑便或血便，门脉高压性胃病引起的胃黏膜病变可有少量慢性出血，粪潜血试验阳性。

二、肝功能

代偿期肝功能大多正常或仅有轻微酶学异常，失代偿或活动性肝硬化期普遍异常，且其异常程度往往与肝脏的储备功能减退程度相关。

（一）血清转氨酶或升高，肝细胞坏死明显时天冬氨酸转氨酶（AST）高于丙氨酸转氨酶（ALT）。γ-谷氨酰转肽酶（γ-GT）和碱性磷酸酶（ALP）可轻至中度升高。

（二）血清白蛋白下降、球蛋白升高，A/G 倒置，蛋白电泳 γ-球蛋白增加。

（三）凝血酶原时间　不同程度延长，且注射维生素 K 不能完全纠正。

（四）血清胆红素　活动性肝硬化时，半数以上可出现胆红素升高，结合胆红素和非结合胆红素均升高，以结合胆红素升高为主。

（五）其他　①脂肪代谢　活动性肝硬化时，总胆固醇特别是胆固醇酯下降。②血糖可升高或降低。③甲胎蛋白　明显升高提示并发原发性肝细胞癌（HCC），但注意肝细胞炎症坏死时 AFP 亦可升高，但往往伴有转氨酶明显升高，且随转氨酶下降而下降。

三、血清电解质

常见低钠血症和低钾血症。酒精性肝硬化者低钙血症发生较多。

四、腹水

肝硬化腹水患者均应行腹腔穿刺检查，凝血机制异常不是腹穿的禁忌证。进行腹水常规、生化、细菌培养及细胞学检查。为提高培养阳性率，腹水细菌培养应在床边进行，每瓶抽取腹水至少 10ml，使用血培养瓶，分别行需氧和厌氧菌培养。

并发 SBP 时，腹水呈渗出液或中间型，腹水白细胞及中性粒细胞增高、细菌培养可阳性。

血清-腹水白蛋白梯度（serum ascites albumin gradient，SAAG）值优于传统上区别漏出液渗出液的方法，对判定腹水原因及性质其准确率可达 97%。SAAG>11g/L 提示患有肝硬化腹水、心功能衰竭、肾病综合征。SAAG<11g/L，提示腹膜炎、恶性肿瘤、结核、胰腺炎。

SAAG＝血清白蛋白-腹水白蛋白（g/L）。如血清白蛋白值为 28g/L，腹水白蛋白值为 18g/L，则 SAAG 为 10g/L。

肝硬化腹水的检验均应同时做腹水的红细胞计数，肝硬化腹水的红细胞多<$1.0×10^9$/L，血性腹水的红细胞多<$50×10^9$/L，其中约 30% 为肝细胞癌。

五、血清免疫学

（一）自身免疫性肝病时可检测到相应的自身抗体。

（二）肝炎病毒血清标志物检测　可有乙、丙、丁型肝炎病毒标志物阳性。

六、血清肝纤维化标志物

检测肝纤维化的血清学指标：Ⅲ型前胶原肽（PCⅢ）、Ⅳ型胶原（ⅣC）、透明质酸（HA）、层连蛋白（LN）等可升高。

第五节　影像学检查

一、X 线检查

食管静脉曲线时行食管吞钡检查食管黏膜有虫蚀样或蚯蚓状充盈缺损，纵行黏膜皱襞增宽，胃底静脉曲张时钡餐可见菊花瓣样充盈缺损。

二、腹部超声检查

B 超见肝脏缩小、肝脏表面凹凸不平或呈锯齿状、波浪状，轻者肝表面亦欠光滑、肝边缘变钝、肝实质回声不均、增强，呈结节状。门静脉及脾门静脉内径增宽。肝静脉变细、扭曲、粗细不均。脾横径>4cm 或脾面积>$25cm^2$（计算法：脾长径×厚径×0.8）。还能检查到腹水，也可查出肝细胞癌的肝内实质性占位病灶。

纤维化扫描仪检查（FibroScan）是一种非侵入性检查，是瞬时弹性硬度测定，通过测量肝脏组织硬度值，判断肝纤维化分级和肝硬化。检测结果用千帕（kPa）表示。其诊断肝炎肝硬化与肝病理有很好的相关性，Cutoff 值在 10.3~17.3kPa 之间。

三、电子计算机断层扫描（CT）

在肝硬化的早期 CT 图像可以正常或接近正常。随着肝硬化的进展，显示肝脏大体外形的改变。肝脏缩小，肝裂增宽而尾状叶和左外侧段增大，脾大于 6 个肋单元。CT 对肝硬化的诊断价值高于 B 超。

第六节　内镜检查

可以确定有无食管胃底静脉曲张，是诊断门静脉高压的最可靠指标，按食管静脉曲张形态及出血危险程度分轻、中、重 3 度（grade，G）：

轻度（G1）食管静脉曲张呈直线形或略有迂曲，无红色征。

中度（G2）食管静脉曲张呈直线形或略有迂曲，有红色征；或食管静脉曲张呈蛇形迂曲隆起但无红色征。

重度（G3）食管静脉曲张呈蛇形迂曲隆起有红色征或食管静脉曲张呈串珠状、结节状或瘤状（不论是否有红色征）。

根据静脉曲张的程度对其出血的风险进行评估，可作出血的一级预防。并发上消化道出血时，还可以急诊胃镜检查判断出血部位及病因，并进行止血治疗。

第七节　肝穿刺活组织检查

（一）活动性肝硬化　肝硬化伴明显炎症，包括纤维间隔内炎症，假小叶周围碎屑坏死及再生结节内炎症病变。

（二）静止性肝硬化　假小叶周围边界清楚，间隔内炎症细胞少，结节内炎症轻。

第八节　门静脉压力测定

经颈静脉插管测定肝静脉楔入压与游离压，两者之差为肝静脉压梯度（HVPG），反映门静脉压力。正常多小于 0.667kPa（5mmHg），大于 1.33kPa（10mmHg）则为门脉高压症。

第九节 诊 断

一、肝功能受损严重程度及代偿程度的分类

（一）代偿期肝硬化 可有轻度的乏力、食欲减退、腹胀等。脾可肿大。肝功能可以正常或轻度酶学异常。可有门脉高压症，如脾功能亢进及轻度食管胃底静脉曲张，但无食管胃底静脉曲张破裂出血、无腹水和肝性脑病。常在体检或腹部手术中被偶然发现。属于 Ghild-Pugh A 级。

（二）失代偿期肝硬化 临床表现明显，常有多种并发症。主要是肝功能减退和门脉高压所致的两大类临床表现，明显乏力，体重下降随病情进展而逐渐明显。少数有不规则低热。食欲缺乏，可有恶心、呕吐。

二、肝炎肝硬化

根据有无炎症活动的分类。

（一）静止性肝硬化 ALT 正常，无明显黄疸，肝质地硬，脾大，伴有门静脉高压症、血清白蛋白降低。

（二）活动性肝硬化 慢性肝炎的临床表现依然存在，特别是 ALT 升高，黄疸、白蛋白降低、肝质地变硬，脾进行性增大，并伴有门静脉高压症。

在肝硬化代偿期中，静止性肝硬化多见，而在失代偿期中活动性肝硬化多见。

三、肝脏储备功能评估的判定

1973 年英国 Pugh 等人改良的 Child 分级方案（表 11-3），迄今一直被采用。

表 11-3 肝硬化患者 Child- Pugh 分级标准

临床或生化指标	分数		
	1	2	3
肝性脑病	无	1~2	3~4
腹水	无	轻度	中重度
总胆红素（μmol/L）*	<34	34~51	>51
白蛋白（g/L）	≥35	28~35	≤28
凝血酶原时间延长（秒）	1~3	4~6	>6
（或凝血酶原活动度%）	>50	30~50	<30

注：* PBC 或 PSC：总胆红素（μmol/L）小于 68，1 分：68~170，2 分：大于 170，3 分。

总分：A 级≤6 分，B 级 7~9 分，C 级≥10 分。

四、诊断格式

完整的肝硬化诊断应包括病因、病期、肝炎活动度、Child-Pugh 分级及并发症等五个方面的内容。

如：乙肝肝硬化失代偿期，活动性，Child-Pugh C 级，肝性脑病；丙肝肝硬化，代偿期，活动性，Child-Pugh B 级。再如：原发性胆汁性肝硬化，代偿期，Child-Pugh B 级。

第十节　治　疗

早期针对病因给予相应处理，预防和阻止发展为失代偿，后期积极防治并发症，至终末期则只能进行肝移植。

一、日常生活指导

（一）休息　代偿期宜适当减少活动、避免劳累、保证休息，失代偿期尤其出现并发症时应卧床休息。

（二）饮食　以高蛋白、高热量、高维生素而易消化的食物以及低盐饮食为原则。对已有明显门体静脉分流的患者须避免一次过量摄入高蛋白质的食物，以免诱发肝性脑病。禁酒，忌用对肝有损害的药物，盐和水的摄入视病情调整，有食管静脉曲张者应避免进食粗糙、坚硬食物。不可过饱。

（三）支持疗法　病情重、进食少、营养差的患者可经静脉补充营养，视情况输注白蛋白或血浆。

二、乙肝肝硬化和丙肝肝硬化的抗病毒治疗

近年临床实践表现，抗病毒治疗可以抑制病毒复制，改善肝功生化异常，为延缓病情发展、提高生活质量、减少癌变、延长生存期，是必须采取的重要治疗措施。

（一）乙肝肝硬化

1. 核苷（酸）类似物

（1）适应证　不论是失代偿性、代偿性；不论是活动性、静止性；不论 ALT 高低；只要 HBsAg 阳性，HBVDNA 高于最低检测线（阳性）即应抗病毒治疗，但对于失代偿期肝硬化，不拘泥于 HBVDNA 水平，即使是阴性，只要 HBsAg 阳性就应抗病毒治疗。

（2）疗程　对失代偿性肝硬化终生治疗，其他肝硬化要长期治疗，无固定疗程。

（3）药物选择　2010 版 CHB 防治指南建议对肝硬化给予联合治疗，如拉米夫定联合阿德福韦。亦可选择高基因耐药屏障的恩替卡韦单药治疗，若因经济原因用其他单一核苷类似物治疗，需按 Keeffe 路线图管理。

2. 聚乙二醇干扰素 α-2a（PegIFNα-2a）、聚乙二醇干扰素 α-2b（PegIFNα-2b）除有抑制 HBV、HCV 复制作用外，尚有抑制肝星状细胞活性，降低 ECM（细胞外基质）沉积的作用，有利于抑制肝纤维化的进程。

（1）适应证　主要为活动性乙肝肝硬化代偿期，无腹水及脑病、无明显黄疸［血清 TBil<2×ULN（正常上限）/L］，ALT<10×ULN/L，处于 Child-Pugh A 级患者。

（2）疗程　一般为 1 年。但以后应定期监测，必要时再开始抗病毒治疗。

干扰素治疗宜从小剂量开始，根据患者的耐受情况而逐渐增加至常用的治疗剂量。近年有更多的研究表明，IFNα 治疗代偿期肝硬化是安全的。

（二）丙肝肝硬化

1. 适应证　对血清 HCVRNA 高于最低检测限（阳性）的丙肝肝硬化代偿期或失代偿期无明显并发症，Child-Pugh A 级或 B 级的患者。

2. 使用药物　①聚乙二醇干扰素 PEG-IFNα②普通干扰素 IFNα-2a，α1-b 或 α-2b。Peg-IFNα 优于普通 IFN，每周注射一次。

利巴韦林（病毒唑）与干扰素联合应用，可增加抗病毒活性，对此药无禁忌证的均应联合应用。疗程均 1 年。

干扰素宜从小剂量开始，逐渐增加至常用剂量。对于不能耐受利巴韦林的患者可以单一应用干扰素治疗。

［对于以上抗病毒药物的禁忌证、剂量用法、不良反应的监测及用药时的注意事项等详见本书乙型肝炎、丙型肝炎章节］。

三、对肝纤维化治疗

对除失代偿期肝硬化或 Child-Pugh C 级以外的患者给予抗纤维化复方中药辅助治疗。

四、腹水的治疗

（一）按腹水量分度的治疗（表 11-4）

表 11-4　腹水分度及治疗

腹水	表现	治疗
1 度	超声检查发现	无须特效治疗
2 度	中度腹胀，对称性腹部隆起	利尿和限钠治疗
3 度	大量腹水，明显腹胀	严格限钠和利尿治疗，结合腹腔穿刺放液

1. 限钠　每摄入 0.9g 食盐，就会使 100ml 水滞留体内，为防治腹水必须将每日食盐摄入量控制在 5g 左右。对有低钠血症的患者要放宽钠的摄入，但稀释性低钠时限制水的摄入。

2. 利尿

（1）通常利尿剂的使用方法　醛固醇拮抗剂兼保钾利尿剂螺内酯 100mg/d，联合排钾利尿剂呋塞米 40mg/d，晨间一次服，或分 2 次，在晨间及中午服。但对 2 度腹水或初治性腹水亦可单独使用螺内酯。

（2）以上治疗效果不理想时可按螺内酯 100mg：呋塞米 40mg 的比率，如 200：80，300：120，逐渐增加剂量，最大剂量为螺内酯 400mg/d，呋塞米 160mg/d。

在利尿剂治疗期间为防肾功受损及低钠血症，患者每天体重减轻量不应超过 1kg（因腹水最大吸收量为 0.9~1L/d），利尿剂的使用应循序渐进、个体化，避免过急过快的大量利尿。

（3）参考血清钠和肌酐水平调整利尿剂剂量，以免引起氮质血症：血清钠 126~135mmol/L，血肌酐正常，继续利尿剂治疗，不需限水；血钠 121~125mmol/L，血肌酐升高（>150μmol/L，或>120μmol/L 并且仍在升高），利尿剂减量，谨慎治疗；血清钠<120mmol/L，停止使用利尿剂，大部分患者需要胶体液、晶体液（含钠电解质液）扩容，不过应避免血钠上升幅度>12mmol/24h。

（4）血清钾水平低于 3mmol/L 时，应停用呋塞米；高于 6mmol/L 时停用螺内酯。

3. 对大量腹水患者应反复排放腹水联合静脉输注白蛋白。

（二）顽固性腹水

1. 定义　利尿剂治疗无效或腹水短期内复发（指腹水消失后 4 周内再次出现 2、3 度腹水）。

2. 分型

（1）利尿剂抵抗性腹水　指患者限钠和利尿剂（指联合螺内酯400mg/d 及呋塞米 160mg/d）治疗 4~7 天后仍无大量排尿和腹水消退。

（2）利尿剂不耐受性腹水　指患者出现利尿剂相关并发症（肝性脑病、肾功能损害、低钠血症、低钾血症和高钾血症）。

3. 治疗

（1）顽固性腹水　中位生存期仅约 6 个月，因此是肝移植的适应证。

（2）反复排放腹水并静脉输注白蛋白。排放腹水 3L 以上时，每排放 1L 腹水输注白蛋白 6~8g。白蛋白是除了胶体扩容剂之外，还可增加血浆胶体渗透压，有利于促进腹水的回吸收。

（3）利尿三步曲（余开森，2003）　第一步低分子右旋糖酐 500ml 静滴，第二步 10% 葡萄糖 100ml 内加酚妥拉明 10mg 及多巴胺 20mg 静脉滴注，每分 15~20 滴静脉滴注，第三步甘露醇 250ml 加呋塞米 40mg 快速静脉输注。处方中低分子右旋糖酐可以扩充血容量，疏通肝肾微循环；酚妥拉明为 α 受体阻滞剂，能阻断肝内血管的 α 受体，使肝血管阻力下降，从而降低门脉压力，同时也阻断肾血管的 α 受体，提高肾小球滤过率；多巴胺是肾上腺素生物合成的前体，能增加心输出量，舒张肾血管，使肾血流量增加，肾小球滤过率增加，与利尿剂合用可增加其利尿作用，另外多巴胺还可防止酚妥拉明可能导致的血压降低；甘露醇为渗透性利尿剂，在先用血管活性药的基础上，只要肾功尚好，当更能发挥其利尿作用，利尿三步曲利尿可以隔日一次。

（4）奥曲肽（ostreotide，商品名：善宁 sandostatin）是人工合成的八肽生长抑素。它能阻止胰高血糖素的分泌和释放，使内脏血管收缩。从而降低门脉压，减少腹水的生成。另外，它还能直接抑制肾素的释放，通过 RAAS 系统，使血浆醛固酮下降，减少了钠潴留，有利于肾脏对腹水的排泄。用法：奥曲肽 0.05mg（50μg）加入生理盐水缓慢静注，q6h 一次，根据病情最多使用不超过 1 周（余开森，2003）。

（5）患者自身腹水浓缩腹腔回输。

（6）预防并发自发性腹膜炎（SBP）投予诺氟沙星。一旦发生 SBP 足量联合抗生素积极治疗。

（7）介入治疗　经颈静脉肝内门体分流术（TIPS）能够基本代替以往的分流手术，可减轻患者的腹水。TIPS 与反复穿刺放腹水治疗相比，可提高顽固性腹水尤其伴有肝性胸水的患者的生存率，但也会加重患者的肝性脑病（HE）或诱发 HE，且价格比较昂贵，可以作为二线方案。

五、门静脉高压症的手术治疗

（一）手术目的主要是切断或减少曲张静脉的血流来源、减低门静脉压力和消除脾功能亢进。

1. 择期手术

（1）对门静脉高压伴有脾功能亢进、血象三系减少者，患者多为 Child-Pugh A 级。

（2）食管胃底静脉破裂大出血后、仍有脾功能亢进，为了预防再次出血。

2. 急诊手术 食管胃底静脉破裂大出血经各种治疗无效而危及生命者。

（二）手术有断流、分流术和脾切除等。

（三）在无黄疸和腹水、肝功能损害较轻者，手术预后良好；大出血时急诊手术、机体一般状态差、肝功能损害显著者，手术预后差，病死率高。

（马玉梅）

第十一节　肝硬化的并发症

一、上消化道大出血

（一）病因及发病机制

1. 主要病因为门静脉高压导致的食管胃底静脉曲张（EGV）破裂出血，其他 1/4 左右为门脉高压性胃病（PHG）及消化性溃疡。

2. 门静脉高压是肝硬化发展的一个失代偿阶段，肝内结构的改建是门静脉压力上升的始动因素，同时肝内血管床对内环境改变的收缩反应以及肝硬化时的高动力循环也导致门静脉压力上升，HVPG（肝静脉压力梯度）通常>12mmHg。门静脉高压时导致侧支循环开放，其中重要的侧支循环即门静脉系的胃左、胃短静脉与腔静脉系的奇静脉之间胃底和食管黏膜下静脉开放，形成 EGV，在坚硬粗糙食物通过或腹压增加时导致破裂出血。有时因 HVPG 过高也可无明显其他诱因而发生 EGV 破裂出血。

（二）临床表现

1. 症状 取决于出血量和速度，特征为呕血和黑便，呕血以咖啡样多见，大量出血可见鲜红色及血块；黑便呈柏油样或紫黑色，量大时亦可为暗红或鲜红色。患者出现头昏、大汗、甚至晕厥等血容量骤减表现以及腹痛、恶心等消化道刺激症状，可于呕血及便血前出现。

2. 体征 除原发肝病体征外，可闻及肠鸣音亢进。可有不同程度的贫血，于出血后 24~72 小时明显。根据出血量大小，可有脉搏加快、血压偏低甚至休克状态。多数患者伴微热 3~5 天，如持续不退考虑继发细菌感染。

（三）实验室及辅助检查

1. 末梢血象检测一般为正色素性贫血，网织红细胞增高，白细胞呈轻、中度增高（脾功能亢进者可不明显）。

2. 血尿素氮可暂时性增高，持续约 3~4 天。

3. 肝功能可有不同程度减损，以及嗜肝病毒标志物阳性等病原学指标。

4. 急诊胃镜检查可判断出血部位及状态。

5. 超声及 CT 可发现肝硬化及门静脉高压及或 EGV 的证据。

（四）诊断

根据呕血、黑便及大量出血时周围循环衰竭的表现，呕吐物及便隐血试验强阳性，血红蛋白及红细胞压积下降的实验室证据，排除咯血、鼻咽部出血及食物药物引起的黑便后可作出诊断。

（五）预后

1. EGV 破裂出血是肝硬化最常见且凶险的并发症，占消化道出血的 78.7%，急性出血患者 20% 在 6 周内死亡，不能控制出血而死亡者 5%~8%。

2. PHG 及消化性溃疡的治疗止血成功率高于 EGV 破裂出血。预后取决于出血量、胃黏膜病变的严重程度、对治疗的反应及肝功损伤的严重程度。

（六）治疗

1. 一般急救 绝对卧床、禁食、保持呼吸道通畅、必要时吸氧。监测生命体征、体温、尿量、观察皮肤色泽、静脉充盈及神志变化，必要时监测 CVP。同时监测血常规、血气分析、血清离子、肝功肾功、凝血功能、血氨等。

2. 恢复血容量 ①建立有效静脉通路，维持组织灌注，尽早恢复血容量。根据出血程度确定扩容量及液体性质，以维持血流动力学稳定并使血红蛋白水平维持在 70g/L 以上。②紧急输血指征：改变体位出现晕厥、BP 下降和 P 增快、Hb<70g/L 或 RBC 压积<25%、失血性休克。

③对个体患者的输血策略也应考虑到其他因素，如并发症、年龄、血流动力学和持续性出血等，同时也应避免过量扩容导致门脉压增高的再出血问题。

3. 药物治疗

（1）降低门静脉压力 尽快开始血管活性药物治疗，可联合内镜治疗，并持续使用直到 5d。

1）血管加压素类①特利加压素：2mg/次、每 4 小时 1 次，静脉输注，出血停止后可改为 1mg/次、每日 2 次，维持 5 天。②垂体后叶素：推荐 0.2~0.4U/min 持续静点；由于对胃肠道尤其心血管系统的不良反应大，应同时并用硝酸甘油静点，根据血压（收缩压>90mmHg）调整剂量，或舌下含服（0.6mg/30min）。

2）生长抑素类①14 肽天然生长抑素（思他宁）：首剂 250μg 静脉推注，继以 250μg/h 持续静脉滴注。②8 肽生长抑素类似物（奥曲肽）：首剂 100μg 静脉缓注，继以 25~50μg/h 持续静脉滴注。

（2）抑制胃酸分泌 质子泵抑制剂能提高胃内 pH 值，促进血小板聚集和纤维蛋白凝块的形成，避免血凝块过早溶解，有利于止血和预防再出血，急性出血期应静脉途径给药。如奥美拉唑 40~80mg 静脉滴注，每 12h 一次。对大量出血患者给予埃索美拉唑 80mg，静脉推注后，以 8mg/h 速度持续滴注 72h。

（3）抗生素的应用 活动性出血时常存在胃黏膜和食管黏膜炎性水肿，预防性使用抗生素可通过减少再出血及并发感染提高存活率，因此应短期应用喹诺酮类抗菌素或三代头孢类抗生素。

4. 内镜治疗

包括内镜下硬化剂注射（EIS）或组织黏合剂（前者用于食管曲张静脉，后者用于胃底曲张静脉），以及内镜下曲张静脉套扎术（EVL）。不仅可控制急性 EGV 破裂出血，并尽可能使曲张静脉消失或减轻以防止其再出血。药物联合内镜治疗是目前治疗急性静脉曲张出血的主要方法，可提高止血成功率。一般应在患者基本情况稳定，急诊内镜检查的同时进行治疗，不良反应包括局部溃疡、出血、穿孔、瘢痕狭窄等。

5. 气囊压迫治疗

三腔两囊管压迫止血率很高，但复发率同样很高，且病人依从性较差，并发症发生率较高，不推荐为首选止血措施，只用于药物治疗无效而暂时性止血，以赢得时间去准备其他有效的治疗措施。应用时一般先向胃囊注气 100~150ml（囊内压 50~70mmHg），加压牵引后无效再向食管囊注气 100~150ml（囊内压 35~45mmHg）。根据病情需要 8~24 小时放气 1 次，拔管时机为血止后 24 小时，之前应放气观察 24 小时。

6. 介入治疗 经颈静脉肝内门-体静脉支架分流术（TIPS）能在短期内明显降低门静脉压，与外科手术相比具有创伤小、成功率高、疗效可靠、并发症少等优点。即刻止血成功率可达 90% 以上。但远期（≥1 年）疗效尚不十分满意。影响疗效的主要因素是术后分流道狭窄或闭塞。主要适用于药物及内镜治疗效果不佳；外科手术后出血；终末期肝病等待肝移植期间出血等。但对肝功能 Child-Pugh C 级患者禁忌，对于有重要脏器功能障碍以及未能控制的感染（尤其胆系）、多发性肝囊肿、肝癌等患者，应持谨慎态度。

7. 外科治疗 予以充分的内科保守治疗措施后，仍有 20% 左右的病人出血不能控制或一度控制后 24h 内再复发。特别是肝静脉压力梯度（HVPG）>20mmHg 但 Child-Pugh A 级的患者应考虑急诊分流手术；Child-Pugh B 级患者应考虑实施急诊断流手术；对 Child-Pugh C 级患者，手术死亡率可高达 50% 以上。肝移植是最想理地选择。

（七）预防

EGV 破裂出血的治疗目的包括控制急性出血、预防首次出血（一级预防）及再次出血（二级预防）、同时改善肝脏功能。

（1）一级预防：轻度静脉曲张若出血风险较大（红色征阳性或 Child-Pugh B 级）应口服非选择性 β 受体阻滞剂（NSBB）；中、重度静脉曲张若出血风险较大（红色征阳性或 Child-Pugh B 级）应口服 NSBB 或内镜治疗。同时重视对原发病的治疗如抗病毒和抗纤维化等。

（2）二级预防在首次出血后 1 周开始，如未曾接受一级预防者应口服 NSBB、内镜治疗或二者联用；对于已接受 NSBB 一级预防者的二级预防措施，则建议加用内镜治疗。TIPS 不推荐预防复发出血。外科手术指征为反复出血内科治疗无效、全身状态能耐受手术的 Child-Pugh A 级患者。伴有肝功失代偿的门静脉高压症（有出血史或无出血史）均为肝移植的适应证。

其他 日常生活指导。①避免进食质硬、粗糙、多渣、多刺、辛辣及过热食物，避免过饱、避免便秘；②禁酒及含酒精饮品；③避免过劳、体力劳动和情绪激动。

【附】NSBB 的使用方法：①药物：普萘洛尔（心得安），起始剂量

10mg，2 次/天，逐渐增量（一般每 5d 增加 10mg）至最大耐受剂量，应长期使用。②应答达标的标准：HPVG 下降至 12mmHg 以下或较基线水下降>20%，若不能检测 HVPG，则应使静息心率下降到基础心率的 75% 或静息心率达 50~60 次/分。③禁忌证：窦性心动过缓、支气管哮喘、慢性阻塞性肺疾病、心功能衰竭、胰岛素依赖性糖尿病、外周血管病变、Child-Pugh C 级（因服 NSBB 后心输出量降低、收缩肝脏血管、影响肝脏血供，应慎用）、急性出血期。

（魏　倪）

二、肝性脑病（HE）

（一）病因及发病机制　HE 的发生主要是在肝硬化患者来源于肠道和体内的一些代谢产物，不能被肝脏解毒和清除，进入体循环（部分由于存在门体分流直接进入体循环），通过血脑屏障，导致大脑的功能紊乱。

氨、假性神经递质［苯乙醇胺（β 羟酪胺）和羟苯乙醇胺（鳝胺）］、芳香族氨基酸（AAA）［甲硫氨酸、酪氨酸］、γ 氨基丁酸、二甲基硫化物、硫醇、短链脂肪酸（C4-C8）、α 酮戊二酸等多种因素被认为是造成 HE 的主要原因。HE 的发生是这些"毒物"协同作用的结果。其中"氨"仍被认为是最主要因素。

（二）临床表现及分型　见表 11-5。

表 11-5　第 11 届世界胃肠病学联合会对 HE 命名的建议

分型	命名	亚型	亚亚型
A	急性肝衰竭相关 HE		
B	门体分流但无明显肝脏疾病的 HE		
C	肝硬化和门脉高压或门体分流相关 HE	发作性 HE	诱因型
			自发型
			复发型
		持续性 HE	轻型
			重型
			治疗依赖型
		轻微 HE	

注：A 代表急性（acute）；B 代表分流（bypass）；C 代表肝硬化（cirrhosis）。

诱因型有引致 HE 的诱因，除去诱因，HE 可缓解。

复发型 HE 可有或无诱因，呈现急性脑病反复发作。

持续性 HE 呈现持续性识别或运动障碍，其中较轻 HE 常与分流手术或与经颈静脉门体分流有关，重型 HE 见于终末期肝硬化。

轻微 HE 可无或仅有轻微的性格行为及睡眠改变，但智力试验可发现异常。

上表中 B 较少见，见于先天性门脉阻塞或纤维化，或分流手术后。

（三）治疗

1. HE 的诱因和除去诱因的相应对策（表 11-6）。

表 11-6 肝硬化 HE 的诱因及针对治疗

继发感染（如自发性腹膜炎）	• 抗菌药物如三代头孢菌素或联合其他抗菌剂静脉滴注
	• 对 SBP，排放含有细菌和内毒素的感染性腹水
低血容量与缺氧	• 对上消化道出血：清洗灌肠、乳果糖灌肠
（见于上消化道出血、大量放腹水、利尿）	• 对利尿过量：暂停利尿剂，生理盐水+氯化钾静脉滴注
低血钠、低血氯	• 静脉补入含钠电解质液如生理盐水，不宜用碳酸氢钠
低血钾	• 补入氯化钾，肾功良好时 4~6g/d，经静脉或辅以口服钾控释剂
碱中毒	• 盐酸精氨酸稀释后静脉滴注，60ml/次
过多摄入高蛋白饮食	• 停止经口摄入高蛋白饮食，摄入蛋白量<1g（kg·d）
	• 脱氨治疗
低血糖	• 50%葡萄糖静脉注射，15%~20%葡萄糖液静脉滴注；昏迷不能进食者经鼻胃管供食
氮质血症	• 针对不同原因予以处理，如肠道内有积血时清洗灌肠
便秘	• 加入淡醋的生理盐水清洗灌肠
	• 乳果糖增量口服或灌肠
外科手术	• 术前投予乳果糖、肠道不吸收抗生素
	• 术中术后静脉滴注复方支链氨基酸
	• 争取缩短手术时间
	• 减少手术并发症

2. HE 的药物治疗 ①清洁肠道，对急性门体分流性脑病昏迷者用乳果糖 300ml 加水 500ml 灌洗。②降低血氨及假性神经递质、使用复方支链氨基酸及门冬氨酸-鸟氨酸静脉滴注。③氟马西尼注射有一过性促醒作用。④防治脑水肿等，参见第八章急性肝衰竭并发症肝性脑病。

（四）预后 发生于 Child-Pugh A 或 B 级的 HE 多有诱因，合理治疗去除诱因可获缓解，发生 Child-Pugh C 级的 HE 无诱因者预后不良。

（魏 倪）

三、自发性细菌性腹膜炎（SBP）

（一）病因及发病机制

1. 肠道细菌侵入腹腔机会增加：感染主要来源于肠道细菌，可为血行性、淋巴源性、细菌跨膜迁移性、细菌直接蔓延性。

2. 宿主防御功能低下：体液免疫异常、细胞免疫功能低下、单核-巨噬细胞系统功能低下。

3. 腹水中补体水平下降，调理素活性下降。

4. 自发性细菌性腹膜炎诱发因素：肠道及其他系统感染；侵袭性检查及治疗；胃肠道出血等均可增加感染危险性。

自发性细菌性腹膜炎（SBP）最常见的致病菌：82 例次培养阳性者中，革兰阴性杆菌61 例，大肠杆菌45 例、克雷伯杆菌7 例，革兰阳性球菌21 例，肺炎链球菌12 例、其他链球菌8 例、金黄色葡萄球菌1 例。其他9 例。

（二）临床表现　肝硬化腹水入院病例中的发生率约25%。

1. 症状　起病较急者多；一部分患者有不同程度的发热，热型不规则，多数为持续性低热，也可无发热；腹胀为主要症状，半数患者有腹痛，多为持续性胀痛，程度较轻。

2. 体征　一般有弥漫性腹部轻度压痛及轻度反跳痛或振荡痛，罕见腹肌紧张痛，腹水急剧增多，对利尿剂效果不佳。

3. 实验室检查　对所有肝硬化患者均应做腹穿以筛查是否存在SBP。凝血障碍不是腹穿的禁忌证。穿刺点在左或右下腹部，避开可见的腹壁皮下静脉。

（1）腹水检查　典型的 SBP 腹水应为渗出液。外观黄色，不同程序混浊，腹水白细胞总数$>0.5×10^9/L$，嗜中性粒细胞$>50\%$。若有腹穿损伤性出血时，可按每250 个红细胞有 1 个嗜中性粒细胞来纠正。腹水 Rivalta 试验呈阳性或腹水鲎溶解物试验阳性或水平升高有辅助诊断价值。

结合血清及腹水白蛋白值差测算出血清腹水白蛋白梯度（SAAG），SBP 时，$SAAG<11g/L$。

（2）腹水及血培养　应用血培养瓶在床边接种腹水可提高培养阳性率至40%。同时可行血培养检查（腹水细菌培养阳性者，同一细菌血培养阳性率为50%）。

（3）血象　白细胞总数及中性粒细胞大多增加，在肝硬化有脾功亢进患者，在发生 SBP 时白细胞总数可以正常，需对比先后各次的检查，中性粒细胞在基线基础上增高。

（三）SBP 可以分为以下各型：

1. 普通型　有程度不同的发热、腹痛及腹膜炎体征。

2. 休克型　多在腹痛或发热数小时至一日内突然发生感染性休克，且难以纠正。

3. 肝性脑病型　发热、腹痛不明显，早期出现神志恍惚等精神神经症状，逐渐陷入昏迷，此类型黄疸深，肝功能损害严重。

4. 顽固性腹水型　腹水量大，呈张力性腹水，很难消退。

5. 无症状型　仅在试验性腹腔穿刺后方能发现。

6. 不典型型　无发热及腹痛症状，仅有腹部深压痛或轻反跳痛，血象中性粒细胞百分比增加，腹水白细胞 $>0.5\times10^9$/L。无腹部症状和体征，仅有发热或轻微腹胀的不典型病例约占 1/3。

（四）肝衰竭或（及）肝硬化可以在原无腹水的情况下发生 SBP，因此，SBP 的发生有以下两种模式：

1. 较常见者　原有腹水→发生 SBP→腹水迅速增多并可能顽固化。此模式也被称为腹水继发感染。

2. 不常见但确实存在　原无腹水→发生 SBP→迅速出现腹水。

（五）诊断

1. 出现发热、腹痛及腹部压痛、反跳痛或伴有血象白细胞总数（较基线值）及（或）中性粒细胞百分比增加。但在无症状型 SBP 患者本项可以缺如，也可有不典型病例。

2. 腹水白细胞增加，要考虑到中等量以上腹水对细胞的稀释作用，而致增多不明显，不宜将腹水白细胞计数视为绝对的诊断标准。尤其对腹水急剧增加、利尿剂无效或全身状态恶化的患者。

（六）预后

1. 肝硬化住院患者发生 SBP 者，病死率为 30%~40%。

2. 影响预后的主要因素有：①是否及时被诊断及接受有效治疗；②基础肝病的严重程度，如 Child-Pugh C 级病人及慢性肝衰竭病人，尤其终末期肝硬化病人发生 SBP 预后不良。③肾损害是预测 SBP 死亡的可靠指标。

（七）抗菌治疗

1. 立即给予抗生素治疗。抗菌剂治疗 SBP 的用药原则是：早期、足量、联合治疗。抗菌药开始采取经验性治疗，后视治疗效果及细菌培养药敏试验结果必要时调整用药。

目前公认第三代头孢菌素是治疗 SBP 的较佳选择，因其对常见致病菌大肠杆菌有效，腹水中药物浓度较高，肾毒性较小。

头孢噻肟   为国内各地用于 SBP 的主要抗生素。推荐使用每 12 小时 2g 的剂量，疗程一般 7~10 天。对于典型的 SBP 或细胞数较多者可与氨苄西林/舒巴坦、阿莫西林/克拉维酸或哌拉西林/三唑巴坦联合治疗。2 天后复查腹水。若腹水的中性粒细胞计数没有明显下降，即应考虑细菌耐药发生的可能。

2. 碳青霉烯类抗生素   有依米配能-西司他丁（泰能）和美罗培南（美平），对革兰阴性、阳性细菌；球菌、杆菌；需氧菌、厌氧菌均有强大的杀灭作用。

适应证：①已用上述头孢噻肟等治疗 48 小时无效者。②急剧发生的重症 SBP 伴感染性休克者。

上述抗生素均为时间依赖性，必须将每日的药量分 2~3 次静脉滴注，以维持有效的血药杀菌浓度。

3. 对 β 内酰胺类抗生素有过敏史者的处理

若既往仅为一般的皮试过敏，尚未用药者，可以再做皮试，并同时做生理盐水皮试对照。若只对青霉素过敏者，还可以单用头孢菌素做皮试加对照。这样做可以避免仅凭病人口述有过敏史而失去用药的机会。

若已明确对 β 内酰胺类抗生素（青霉类类、头孢菌素类）过敏而不能应用者可使用氟喹诺酮类抗菌剂（左氧氟沙星、氟罗沙星、帕珠沙星、莫西沙星）联合磷霉素钠。氟喹诺酮类为浓度依赖型抗生素，不需每日分次给药，将每日全量一次静脉滴注。

4. 氨曲南（君刻单）   为单酰胺环类窄谱抗生素，只对革兰阴性杆菌有强大的杀灭作用。可用于头孢噻肟等治疗 2 天无效者，尤其腹水细菌培养生长革兰阴性杆菌者。

5. 万古霉素   使用于耐甲氧西林金黄色葡萄球菌（MRSA）感染。

6. 对于腹水混浊、腹水白细胞数显著增多者，可以先做腹腔灌洗或排放腹水后，向腹腔内注入抗生素，起效较快，也利于迅速减轻感染中毒症状。

（八）其他辅助和支持治疗

（1）病人既然存在感染性腹水，就应反复排放，以减少腹水中的细菌数量和细菌内毒素的吸收，有利于防止肝功能和全身状态的恶化，防止其他并发症的出现。

（2）腹水是细菌良好的培养基，必须尽量使之迅速减少直至减退，可加强利尿剂的使用，如螺内酯每次 160mg，呋塞米每次 60mg（早、中午各 1 次）口服。

（3）维持足够热量摄入，维持水、电解质及酸碱平衡，纠正贫血及低蛋白血症（输注人血白蛋白或新鲜血浆使血清白蛋白维持至少在 32g/L 以上）。

（九）预防　SBP 发生后 1 年之间其累积复发率达 70%。可采取以下措施加以预防：

（1）尽量消除腹水。

（2）投予诺氟沙星（氟哌酸）　本药不影响肠道菌群中的革兰阳性球菌及厌氧菌，但可使革兰阴性杆菌显著减少（选择性消除）。用法：每日 400mg，分 2 次（早、晚）口服，用于已发生过 SBP 的肝硬化患者（二级预防），对既往无 SBP 病史，但腹水白蛋白低于 15g/L 的患者和 Child-Pugh 10 分的患者也可用上述诺氟沙星口服预防（一级预防）。

（3）对胃肠道出血的病人，静脉滴注头孢噻肟 7 天。

（马玉梅）

四、其他感染

（一）呼吸道感染

1. 病因

（1）肝硬化腹水患者由于腹压增高，膈肌上抬和（或）大量肝性胸水的压迫，支气管受压及肺组织处于充血性膨胀不全状态，分泌物排出不畅。

（2）长期卧床引起痰液引流不畅。

（3）肝性脑病或鼻饲时口腔及食管、甚至胃内容物误吸入呼吸道致吸入性肺炎。

常见致病菌有肺炎链球菌、大肠杆菌、金黄色葡萄球菌、克雷伯杆菌、厌氧菌等。

2. 诊断

（1）症状多数不典型，起病隐袭。肺部听诊常可闻及湿性啰音，常位于两肺下方或背部，无实变体征。

（2）实验室检查　白细胞计数正常或升高，中性粒细胞升高，可有核左移，但因并发脾功能亢进时白细胞计数减少，需要与基线相比较。

痰培养阳性可明确病原菌。

（3）胸部 X 线　常见两肺下野中内带，病灶沿肺纹理分布，呈不规则小片状、斑点状阴影，边缘密度浅而模糊。

3. 治疗　尽早给予经验性抗生素治疗。由于革兰阴性杆菌感染比较常见，可选用三代头孢菌素，或联合氟喹诺酮类药物，如左氧氟沙星、莫西沙星，剂量要足够，疗程视病情可相应延长。

（二）尿路感染

1. 病因

（1）长期卧床、腹水压迫输尿管。

（2）导尿或留置导尿管损伤黏膜上皮，致病菌侵入等。

致病菌大部分为大肠杆菌，还有粪肠球菌、变形杆菌、克雷伯杆菌、绿脓杆菌等。

2. 诊断

（1）尿路刺激症状，轻重程度不一。全身中毒症状，如发热、寒战、头痛等，主要见于上尿路感染，特别是急性尿路感染及伴尿路梗阻的病人。

（2）实验室检查　尿细菌培养或涂片细菌检查阳性可明确病原菌。

涂片细菌检查　清洁中段尿沉渣涂片，检出率达 80%～90%，可初步确定是杆菌还是球菌、是革兰阳性菌还是革兰阴性菌，对及时选择有效抗生素有重要参考价值。

细菌培养　可采用清洁中段尿、导尿做细菌培养。中段尿细菌定量培养 $\geq 10^5/ml$，称为真性菌尿，可确诊尿路感染；尿细菌定量培养 $> 10^4 \sim 10^5 ml$，为可疑阳性，需复查；如 $< 10^4/ml$，可能为污染。

3. 治疗　肝硬化继发尿路感染的病原体多为革兰阴性杆菌，可应用氟喹诺酮类药物、三代头孢菌素类抗生素或哌拉西林/三唑巴坦。

（三）胆道感染

1. 病因及发病机制

（1）嗜肝病毒直接侵犯胆道系统；或嗜肝病毒的抗原抗体免疫复合物沉积于胆管、胆囊壁上及上皮细胞内，引起胆道的免疫复合物损伤，易继发细菌感染。

（2）肝细胞炎症、坏死时，分泌胆汁量减少及胆汁成分改变，胆道内环境的变化，常易伴发胆管、胆囊结石等。

致病菌多为致病性大肠杆菌、厌氧菌以及粪链球菌、变形杆菌、肠球菌等。

2. 诊断

（1）症状常不典型，可有右上腹部痛，较少有畏寒、高热。右上腹轻压痛和不适感，Murphy征可呈阳性。对于无症状者，Murphy征阳性常为提示胆囊炎的唯一体征。

（2）超声检查　单纯性胆囊炎表现为胆囊轻度增大，边缘欠光滑，胆囊内壁模糊、粗糙，胆囊壁增厚>3mm。坏疽性胆囊炎，胆囊明显扩张，胆囊壁厚>5mm，由于浆膜下水肿，可出现双边影。

3. 治疗

（1）急性胆囊炎治疗。

①禁食、静脉输液。②止痛　可应用阿托品，无效时给予哌替啶。③抗感染治疗　应用氨苄西林、头孢哌酮等在胆汁中药物浓度高的抗生素。如氨苄西林/舒巴坦联合头孢哌酮静脉滴注。有条件者应做十二指肠引流并培养，根据药敏试验选择用药。④注意水、电解质、酸碱紊乱的纠正，注意保护肾脏功能。⑤手术治疗指征：经内科治疗24～48小时无效；怀疑有胆囊坏疽者，或已发生胆囊穿孔的先兆，或已穿孔者；伴有胆囊、胆囊管或胆总管结石者；发病超过72小时，因胆囊周围发生严重水肿、充血，给手术切除带来困难。一般待炎症消退后方可进行手术。

（2）慢性胆囊炎治疗　主要是抗菌消炎利胆治疗。对年老体弱不能耐受手术者可采用非手术治疗，包括限制脂类饮食，服用消炎利胆药，熊去氧胆酸等，对有些病人有效，但难根治。慢性胆囊炎，如反复发作胆绞痛、胆囊无功能、有急性发作，尤其是伴有结石者，应手术治疗。

（四）肠道感染

1. 病因及发病机制　肝硬化时，由于门脉高压，肠黏膜屏障受损，肠道功能紊乱，肠道局部抵抗力减弱，尤其肠道分泌物中SIgA的减少，易并发肠道感染。致病菌多为大肠杆菌、痢疾杆菌及沙门菌属感染。

2. 诊断

（1）临床症状轻重不一，出现恶心、呕吐、腹痛、腹泻等，粪便呈水样、脓性、黏糊样，个别呈血样便。可伴畏寒、发热、乏力、头晕等表现。

（2）实验室检查　粪便常规镜检可有红、白细胞增加，便培养多为常见肠道细菌。

3. 治疗　治疗多以氟喹诺酮类抗生素口服，必要时给予三代头孢菌素静脉滴注。同时给予补液及对症、支持治疗。

（五）败血症

1. 病因及发病机制

（1）肝硬化肠病和菌群分布异常等因素造成了肠源性细菌移位，细菌进入血循环，引起菌血症。同时肝脏结构及功能改变使其对细菌滤过功能减弱，以及肝外侧支循环建立，来自肠道的门静脉含有细菌的血液可绕过肝脏进入体循环，逃逸了肝脏单核-巨噬细胞系统的消除，因而肝硬化菌血症有持续倾向。一旦机体免疫功能进一步降低或当细菌毒力增强时，细菌在血液循环中生长繁殖，引发败血症。

（2）体内存在其他部位感染灶，如 SBP、肺炎、尿路感染、感染性肠炎及皮肤感染。

（3）当机体防御功能受损时，细菌可经肠道、皮肤、呼吸道、泌尿道等侵入均可引起败血症。部分患者可无原发感染灶。

（4）值得注意的是医源性感染：胸腹腔穿刺、置管、输液注射（若输液反应后出现休克要警惕发生了败血症）。

失代偿期肝硬化患者发生败血症的致病菌主要以革兰阴性菌为主，有大肠杆菌、假单胞菌、克雷伯肺炎杆菌、产气杆菌及肠杆菌等，其中大肠杆菌败血症占多数。革兰阳性菌约占 30%，近年有增加趋势，有金黄色葡萄球菌、表皮葡萄球菌及肺炎链球菌等。

2. 诊断

（1）临床表现　临床症状多样化，常见的临床特征为：

①感染中毒症状明显，寒战、高热、大汗，双峰热型多见；少数病人体温不升；大肠杆菌、产碱杆菌等所致败血症的热型类似伤寒，并伴有相对缓脉。②多伴发于 SBP 或其他部位细菌感染。③肝病短期内加重，如黄疸加深或出现肝性脑病。④皮疹、关节痛和迁徙性病灶较少见；绿脓杆菌败血症临床表现较凶险，皮疹可呈中心性坏死。⑤约 1/3 患者于病情早期（1~5 日）出现感染性休克，有低蛋白血症者更易发生，严重者可出现多脏器功能损害及 DIC。

（2）实验室检查

1）血象：白细胞总数大多显著增高，达 $10×10^9/L～30×10^9/L$，中性粒细胞增高，多在 80% 以上，可出现核左移及细胞内中毒颗粒。少数革兰阴性败血症白细胞总数可正常或减低。

2）血培养、骨髓培养阳性是确诊的主要依据，后者阳性率更高。

应在抗生素使用前，寒战、高热时采血，每次采血 10ml，反复多次送检。对已使用抗生素治疗者，采血时间应避免血中抗生素高峰时间，或在培养基中加入破坏抗生素药物如青霉素酶、硫酸镁等，或做血块培养，以提高血培养阳性率。

脓液、脑脊液、胸腹部、淤点等直接涂片检查，有时也可检出病原菌，对败血症的快速诊断有一定的参考价值。

3. 治疗

（1）病原治疗

1）及时选用适当的抗菌药物是治疗的关键。应早期、足量、联合应用；首次剂量宜偏大，注意药物的半衰期，分次给药；注意有无肾功能损害，是否需要按肌酐清除率调整抗菌药物剂量；疗程不宜过短，一般 3 周以上，或热退后 7~10 天方可酌情停药；有迁徙病灶时，疗程应延长。

2）抗菌药物的选择 病原菌不明时，根据原发病、细菌入侵途径、临床表现等判断可能的病原菌，经验性用药应针对革兰阳性球菌和革兰阴性杆菌联合用药，也可首先考虑使用碳青霉烯类抗生素。细菌培养阳性，病原菌明确时，可根据细菌培养和药敏试验结果并参考临床治疗效果来调整抗菌药物。

3）若有局部化脓性病灶，不论原发性或迁徙性，均应及时行穿刺或切开引流。胆道及泌尿道感染有梗阻时应考虑手术治疗。

4）禁用或慎用有肝肾毒性的抗生素，如氨基糖苷类抗生素。出现神经症状时慎用有神经系统副反应的抗生素，如碳青霉烯类抗生素。

（2）支持治疗可静脉输注高效价丙种球蛋白（1g/kg·d），连用 3 天，或使用免疫调节剂胸腺素 α_1（1.6mg/d），肌注，连用 10d~2w。

（六）真菌感染

1. 病因及发病机制

（1）免疫功能尤其是细胞免疫功能低下。

（2）长期反复使用抗生素。绝大多数为白色念珠菌感染，还有隐球菌、曲霉菌、毛霉菌、青霉菌、孢子丝菌等，且常同时发生多部位感染，如消化道、呼吸道、泌尿道、血液等。

2. 诊断

（1）临床表现 肝硬化合并真菌感染时常伴有其他细菌感染，可能的表现有：发热，应用广谱抗生素治疗无效；内脏真菌感染时，糜烂性胃炎和食管炎较常见，且往往引起上消化道出血。

按感染部位不同分为：①口、咽部真菌感染，又称鹅口疮，主要以局部表现为主，如表面有白色或其他颜色的分泌物或覆盖物。②真菌性肺炎：发热多为低热或弛张热；轻咳伴血丝痰，继而咳铁锈色痰；胸闷、胸痛、气促等为早期症状；肺部体征不明显，可有少许细湿啰音。③隐球菌性脑膜炎：发热多为不规则，伴剧烈头痛、呕吐，呕吐可为喷射状；可有脑膜刺激征。④霉菌性肠炎：早期症状不明明显，可有腹泻、大便带泡沫。⑤泌尿系真菌感染：早期多无症状。

（2）实验室检查　根据感染不同部位采取标本，如咽拭子，尿、便、痰、血液、胸水、腹水、脑脊液等做真菌的涂片及培养，对腰穿脑脊液需墨汁染色找新型隐球菌（尤其对脑压增高者）。

3. 治疗

①口、咽部念珠菌感染氟康唑 100mg，每日 1 次口服，连续服用 7～14 天。②隐球菌性脑膜炎氟康唑首剂 400 毫克静脉滴注，随后 200～400 毫克每日一次静脉滴注，疗程视用药后临床及真菌学反应而定。③念珠菌菌血症、播散性念珠菌病氟康唑每日 400 毫克静脉滴注，疗程视临床反应而定。④其他黏膜念珠菌感染，如食管炎、肺部感染、念珠菌尿症等，氟康唑常用剂量为 50～100mg，日 1 次口服，连续 14～30 天。⑤对重症必要时在严密观察肝肾功能等情况下联合两性霉素 B。

4. 预防

（1）合理使用抗生素是控制真菌感染的重要因素，应严格掌握用药和停药的指征、时机和疗程。

（2）在应用广谱、强力抗生素治疗期间可每日投予氟康唑 50～200mg，实施药物预防，用药不超过 3 周。预防性药物治疗尚存争议，对于免疫功能严重低下的患者，在应用广谱抗生素联合治疗期间可酌情考虑。

（3）给予免疫增强剂，维持正常菌群，益生菌（双歧杆菌、乳酸杆菌）制剂口服。

（吕东霞）

五、肝性胸水

大多是由腹水通过横膈膜的裂孔进入胸腔所致，裂孔的作用类似单向瓣膜，促进腹水流入胸腔，造成胸水积聚，但如裂孔很大，可能只有大量胸水而无腹水，易误导医生。

约5%的肝硬化腹水患者出现肝性胸水，其中85%发生于右侧胸腔，13%在左侧，2%为双侧性。肝性胸水也可以是感染性胸水。

六、水电解质及酸碱平衡紊乱

（一）低钠血症

1. 病因及发生机制（图11-1）　根据血容量状态可分为以下两型：

（1）缺钠性低钠（低容量性低钠）　常因过度利尿或腹泻、呕吐或不进食等使钠经肾脏及胃肠道排出，导致细胞外液丢失，相当于低渗性失水，体内的总钠量和细胞内钠减少。表现为血容量减少伴低血钠，但无腹水、水肿及肾前性肾衰竭，部分患者可因血渗透压快速降低而出现肝性脑病。肝硬化时由于肝功能障碍使体内高能磷酸键减少，Na^+-K^+-ATP酶（钠泵）活性降低，细胞内钠不能主动转到细胞外，钾离子不易进到细胞内，最终导致细胞外液钠含量减少。

（2）稀释性低钠（高容量性低钠）　因肾脏排水障碍而致水潴留多于钠潴留，即水过多，血钠被稀释，体内总钠量可正常或增加。多数表现为细胞外液和血容量增加伴腹水和水肿。相对于体循环中明显的血管扩张，有效血容量是下降的，导致交感神经兴奋，增加精氨酸血管加压素（AVP）分泌。稀释性低钠血症的发病机制见图11-1：

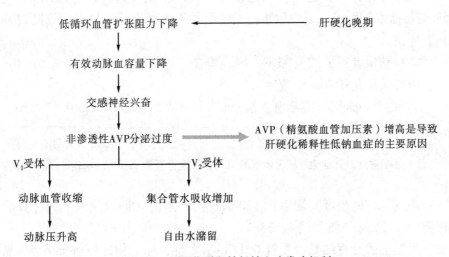

图11-1　肝硬化稀释性低钠血症发病机制

2. 诊断

（1）轻度：血钠 130～135mmol/L，中度：血钠 120～130mmol/L，若血钠<120mmol/L 为重度低钠。

（2）症状多不明显，甚至被原发病症状所掩盖。发展后可表现为乏力、恶心、呕吐、神经精神症状，甚至发生低钠性脑病、昏迷，尚可出现血压降低。两型低钠血症的表现可有不同。

3. 治疗

（1）低容量性低钠　静脉输入生理盐水以增加血容量，对重症低钠补钠时可使用 3% 或 5% 高渗盐水，但不要急于将血钠纠正到 130mmol/L 以上（24h 血钠提升不超过 10～12mmol/L，48h 血钠提升不超过 18mmol/L），以防脱髓鞘现象。脱髓鞘现象的原因可能与钠浓度升高导致渗透性内皮细胞损伤，使含血管较多的脑灰质稀放对髓鞘有害的物质；也可能与低钠血症时脑组织处于低渗状态，快速补充高渗盐水，可使血浆渗透压迅速升高进而造成脑组织脱水，血脑屏障遭到破坏，有害物质通过血脑屏障，使髓鞘脱失有关。使用高渗氯化钠后可激活 Na^+-K^+-ATP 酶，使 K^+ 进入细胞内，因此要注意补钾。

对轻度低钠口服补钠，对中度低钠静脉滴注等渗盐水，对重度低钠静脉滴注高渗盐水。

①对有休克、昏迷者，补钠量按 0.6g/kg 左右计算，可选用 3% 或 5% 高渗盐水静脉滴入，然后根据病情给予等渗液维持，如有休克同时补充胶体液。

②补钠量计算公式（郝飞，等，2002）

应补入氯化钠（mg）数 =

$$(135mmol/L-实测血清钠\ mmol/L)\times体重（kg）\times0.2\times0.435\times10$$
$$\underbrace{\qquad\qquad\qquad\qquad\qquad}_{①}\ \underbrace{\qquad\qquad}_{②}\ \underbrace{\quad}_{③}\ \underbrace{\quad}_{④}$$

注：①钠缺乏；②细胞外液占体重的 20%；③换算系数 mmol/L→mg/dl；④还原为 mg/L

举例：一例患者实测血钠 120mmol/L，体重 60kg，代入上式计算后得数为 4 138mg（氯化钠 4.138g）。

根据上述计算结果，先补充 1/3～1/2 量，如上例即可补如入 5% 氯化钠 30～40ml，之后根据血钠情况再决定补充。无明显效果时可同时补镁，镁为细胞膜 ATP 必需元素，输入硫酸镁后，ATP 酶促进 ATP 分解供给钠泵能量。

托伐普坦（tolvaptan）作为精氨酸血管加压素 V_2 受体阻滞剂，可通过选择性阻断集合管主细胞 V_2 受体，促进自由水的排泄，现已成为治疗低钠血症及顽固性腹水的新途径。

（2）高容量性低钠　限水、利尿、补钠为三大主要措施。限水即限制液体入量，每日入水量应小于尿量和不显性失水之和，以 700~1000ml 为宜。利尿主要是增加肾脏排水，可使用渗透性利尿剂 20% 甘露醇一次 200ml 或 250ml 静脉滴注（1h），使排水多于排钠，但不建议用高渗氯化钠治疗。

4. 预防　①合理使用利尿剂，由于经腹膜回吸收的腹水量每 24h 最多为 943ml，因此大量使用利尿剂不仅无助于腹水回吸收，还会使血容量锐减和钠丢失；②对肝硬化患者要合理限钠，过度限钠还会影响患者食欲和营养。（徐玉敏，谢青. 根据类型合理防治肝硬化低钠血症. 中国医学论坛报，2012-08-09. D7）。

（二）低钾血症

1. 病因及发病机制（图 11-2）

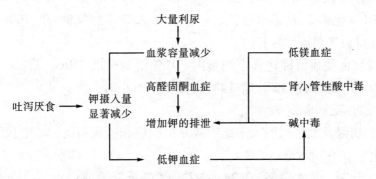

图 11-2　肝硬化患者低钾血症的发病机制

2. 诊断　①血钾 < 3.5mmol/L。②肌肉无力、站立不稳、重时出现麻痹性肠梗阻。③心电图：早期 ST 段下降，T 波幅度降低，出现 U 波，进一步出现各种心律失常，直至出现室性心动过速、心室颤动。

3. 治疗

（1）补钾量的计算公式。

钾缺乏(mmol/L) = (3.5 - 测得血清钾) × 体重(kg) × 0.4

上述结果再加上每天从肾脏排出的钾约 40mmol/L（尿量 > 400ml），每日补钾量应不超过氯化钾 8g。

（2）重症患者以静脉补钾为主，浓度为氯化钾 3g/L，速度约为 1g/h。

（3）能够口服的患者用氯化钾控释片，以弥补静脉入量的不足。

（4）对于难治性低钾血症应同时纠正代碱、低钠、低氯、低镁、需要补镁者可静脉滴注门冬氨酸钾镁（每 10ml 含钾 10.6～12.2mg，镁 3.3～4.5mg）。对血清镁<0.5mmol/L 者可用 10%硫酸镁 10ml 肌注或稀释后静脉滴注。

（三）高钾血症

1. 病因及发生机制　疾病晚期肾功能明显减退或肝肾综合征，常伴代谢性酸中毒。

2. 诊断　①血清钾>5.5mmol/L。②心电图 T 波高尖、基底变窄，进一步 P-R 间期延长、P 波消失、S 波渐深、QRS 波群增宽，ST 段与 T 波融合，直至心室扑动、心室颤动。

3. 治疗

（1）对抗钾离子对心肌的抑制作用　10%的葡萄糖酸钙 20ml 或 3%～5%氯化钙 20ml 静脉缓注，一日 2 次。5%碳酸氢钠 60～200ml 静脉缓注，继以等量滴注维持。

（2）促使血清钾转移至细胞内　10%葡萄糖液 250ml，加入 50%葡萄糖 60ml 及胰岛素 12U，静脉滴注，每 4～6 小时 1 次。

（四）低钙血症

1. 病因及发生机制　①维生素 D 的生成和吸收不良；②甲状旁腺功能减退；③肾功不全。

2. 诊断　①血清钙<2.2mmol/L。②严重低钙或血钙迅速降低时出现手足搐搦症，Chvostek 征阳性（以手指叩击患者一侧耳前方皮肤引起叩击侧面肌及口角抽动），肌肉痉挛或癫痫样发作。

3. 治疗　静脉注射及口服钙剂。

（五）呼吸性碱中毒

1. 病因及发生机制　由于过度换气所致，发生于肝性脑病、高热、严重贫血以及大量胸、腹水患者。

2. 诊断　①$PaCO_2$<35mmHg，AB<SB，HCO_3^- 代偿性下降，pH 在失代偿时>7.45。②胸闷、腹胀、呼吸加快、神经肌肉兴奋性增高，严重者眩晕、抽搐、晕厥。

3. 治疗　主要针对原发病。

（六）代谢性碱中毒

1. 病因及发生机制

（1）各种原因导致的肾小管对 HCO_3^- 的重吸收过多。

（2）血容量不足和低钾性、低氯性碱中毒，与继发性醛固酮增多有关。

（3）医源性因素 单独应用大量排钾利尿药及碱性脱氨药（谷氨酸钠）。

2. 诊断

（1）血 HCO_3^-、BE（正值）增高，pH 值在失代偿时>7.45；可伴有低氯和低钾。

（2）症状可被原发病掩盖，重症患者呼吸浅慢、神经肌肉的兴奋性增高，伴低钾血症时表现为软瘫。

3. 治疗 ①治疗原发病，同时避免碱摄入过多，注意补钾及氯化钠。②重症患者可予以盐酸精氨酸静脉输注，盐酸既能补充氢离子又能补充氯离子，氢离子增多可促使过多的碳酸氢根排出体外。另外，精氨酸在肝内可催化尿素的合成，加速氨的排泄。用法：每日 20~40g 分次加入葡萄糖中静脉滴注。

（七）呼吸性碱中毒并发代谢性碱中毒

1. 病因及发生机制 同时具有呼吸性和代谢性的致病因素。

2. 诊断 ①临床表现为碱血症，极易诱发肝性脑病；②血 HCO_3^- 升高，BE（正值）增高，$PaCO_2$ 降低，pH>7.45；低氯和低钾常见。

3. 治疗 ①治疗原发病；②纠正离子紊乱；③避免医源性因素；④盐酸精氨酸静脉滴注。

（八）呼吸性碱中毒并发代谢性碱中毒、并发代谢性酸中毒 此为三重酸碱失衡（triple acid base disorder，TABD），见于终末期肝硬化，病情严重，死亡率高。

1. 病因及发生机制 发生在肝性脑病已形成代碱和呼碱的基础上，又加之继发感染、并发出血、氮质血症、肝肾综合征或多脏器功能衰竭时导致的代谢性酸中毒。

2. 诊断

（1）有晚期肝病的特征，可有衰竭、昏迷、高热、休克等表现。

（2）血 $PaCO_2$ 降低，HCO_3^- 升高、正常或降低；AG（阴离子间隙）值升高。pH 值取决于双重碱化及一种酸化过程的相对严重程度，可以正常、升高或降低。

3. 治疗　非常棘手，无理想方法

（1）pH 正常或接近正常时以治疗原发病为主。

（2）必要时可酌情输注生理盐水，以缓冲酸碱血症，促进 UA（未测定的阴离子）的排泄。

（3）注意电解质紊乱的纠正。

（4）切忌盲目使用酸性或碱性药物。

（魏　倪）

七、肝肾综合征

（一）病因及发病机制

肝肾综合征（HRS）是发生在晚期肝硬化腹水或肝衰竭患者的可逆性的功能性肾衰竭。HRS 的显著特征是内脏动脉血管扩张，外周血阻力减低和全身动脉低血压，肾素-血管紧张素-醛固酮系统和交感神经系统过度激活，肾血管收缩，肾血流量和肾小球滤过率显著降低，肾功能严重受损。其发病机制非常复杂，1988 年 Schrier 提出的外周动脉血管扩张理论得到广泛支持。下图提示基于此理论的 HRS 发病机制和治疗时使用缩血管药物的作用机制（图 11-3）：

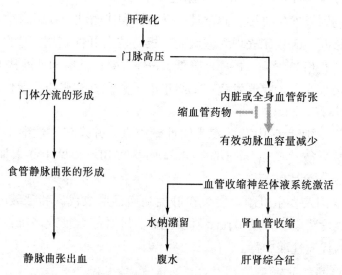

图 11-3　肝肾综合征的形成以及缩血管药物的作用机制

（二）临床表现　HRS 见于约 10% 的肝硬化腹水患者。SBP 可增加其发病率。

1. 自发性少尿，氮质血症，血清肌酐进行性升高，稀释性低钠血症，低尿钠，高钾血症。尿常规正常或轻微异常。

2. 有两种不同的类型：

Ⅰ型 HRS（急进型）　快速进行性的肾功能障碍，2 周内血清肌酐双倍于原来的水平或超过 2.5mg/dl（226μmol/L）或 24h 肌酐清除率降低为原来的 50% 或降至 20ml/min 以下的水平。Ⅰ型 HRS 患者的中位生存时间少于 2 周。

Ⅱ型 HRS（渐进型）　缓慢进展的肾功能障碍〔血清肌酐>1.5mg/dl（133μmol/L）〕不符合Ⅰ型标准者。Ⅱ型 HRS 的患者相对较轻，生存期长于Ⅰ型 HRS，但较不并发肾衰竭的肝硬化患者短。

（三）诊断　2007 年国际腹水俱乐部修改后的 HRS 诊断标准包括：

（1）肝硬化伴腹水。

（2）血清肌酐>1.33μmol/L（1.5mg/dl）或成倍升高（>226μmol/L）；

（3）在停用利尿剂和用白蛋白〔推荐剂量为 1g/（kg·d）最高可达 100g/d〕扩容治疗至少 2d 后，血清肌酐水平无改善（>133μmol/L）。

（4）无休克或近期无使用肾毒性药物。

（5）无肾实质病变、无微小血尿和（或）肾脏超声检查未见肾脏异常。

（此标准与以前诊断标准不同的是，存在感染如 SBP，不能作为否定 HRS 的条件）。

（四）鉴别诊断

（1）肾前性氮质血症　有胃肠道出血、剧烈呕吐、腹泻、腹腔穿刺大量放腹水而未相应静脉补充血浆等扩容制品或大量利尿剂的使用等造成血容量亏空的证据，血细胞比积增高，对血浆扩容的反应良好。如在 2h 内静脉滴注液体 500~1 000ml，如尿量达 30ml/h 以上，或超过补液前水平，则提示可能为肾前性氮质血症。

（2）急性肾小管坏死（ATN）　常发生于严重细菌性感染、脓毒性休克或使用肾毒性药物之后，其特点是尿钠浓度高，对尿液的浓缩功能丧失，尿液沉淀物涂片镜检有异常发现，但也有许多患者上述条件相互交叉难以鉴别。此种情况下还应注意是在何种疾病的情况下（基础病）

发病。此综合征与肾前性氮质血症及急性肾小管坏死（ATN）的鉴别诊断见表 11-7。

表 11-7　HRS、肾前性氮质血症及 ATN 的鉴别诊断

	HRS	肾前性氮质血症	ATN
基础肝病	失代偿性肝硬化 慢性肝衰竭 大量腹水	肝病轻重不同	肝病轻重不同
促发因素	可有	体液丧失	肾毒性药物、脓毒症休克
尿量	少尿	少尿	少尿
尿渗透压	>血清渗透压	>血清渗透压	等渗
尿肌酐/血浆肌酐比值	>30∶1	<30∶1	<20∶1
尿沉淀物镜检	正常	正常	管型、上皮细胞碎片
对扩张血浆容量的反应	无	良好	不定

（3）其他需要鉴别的疾病有慢性肝炎相关性肾炎、肾小管性酸中毒及药物性肾病。

（五）预后　HRS 一旦发生，预后十分恶劣，95%的患者于出现氮质血症后短期内死亡，在肝衰竭的患者，HRS 进展更迅速，很快因高钾血症而死亡，肾功能自发恢复者极罕见。

（六）治疗

1. 防止诱发因素　避免强烈利尿、谨慎处理腹水，及时纠正水盐失衡。积极防治出血和感染，停用氨基糖苷类肾毒性药物。不用抑制前列腺素合成的非甾体类抗炎药物如布洛芬、双氯芬酸钠等。谨慎使用甘露醇。

2. 扩充血容量　在疾病早期、尤其与肾前性氮质血症难以区别时可试行扩容治疗。在 2～3h 内静脉滴注 500～1 000ml 液体（包括低分子右旋糖酐、全血、新鲜血浆、白蛋白、5%葡萄糖或生理盐水），如尿量在 30ml/h 以上，或超过补液前尿量，则可继续补液。

必须纠正低血容量，而后密切注意出入液体量平衡。

（七）治疗

1. 缩血管药　在静脉输注生理盐水作为低血压的初始治疗的基础上

使用。目前主要应用缩血管升压药和扩容药，有可能改善 HRS，不但可为肝移植赢得时间，且可减少少术后并发症。（缩血管作用靶点见图 11-3）。用缩血管药时最好保持平均动脉压≥75mmHg。

平均动脉压＝收缩压＋（舒张压×2）÷3。

（1）特利加压素（terlipressin）联合白蛋白治疗　特利加压素是加压素的衍生物，作用于血管平滑肌细胞上的 V_1 血管加压素受体，其缩血管作用选择性强，使内脏血流转向体循环，血压升高，进而使肾灌注增加，内源性缩血管系统活性下降，肾血流量和肾小球滤过率增加。

1）特利加压素的起始剂量为 1~2mg 每 12h1 次，或 0.5~1mg，每 6 小时 1 次（缓慢推注 1h 或用输液泵）。在治疗期间如无好转，剂量可增至 2mg/4~6h，疗程为 14 天左右。

2）人体白蛋白治疗首日用 50g（以后每日可用 20~40g），静脉滴注。

特利加压素联合白蛋白是目前唯一有循证医学证据支持，可逆转 HRS 的治疗手段，可延缓 I 型 HRS 进展，延长病人生存期。当血清肌酐水平>361μmol（4.1mg/dl）时，此治疗手段不能逆转 HRS。

（2）甲氧胺福林（midodrine，盐酸米多君）联合奥曲肽和人体白蛋白治疗。米多君是一种口服的肾上腺素能受体激动剂；奥曲肽可选择性的作用于内脏血管平滑肌，具有血管收缩作用，能够抑制某些舒血管物质（如胰高血糖素、钙调素基因相关肽等）的活性，减少内脏高动力循环，降低门脉高压，进而增加外周血管阻力，改善有效循环血容量相对不足。

1）米多君开始 2.5~5mg 每日 2~3 次，每隔 3~4 天增加 2.5mg，直至 7.5mg 每日 3 次。

2）奥曲肽（生长抑素八肽，octreotide）100μg/次，皮下注射，每天 3 次，必要时增至 200μg，每天 3 次。

3）人体白蛋白用量同上。

（3）去甲肾上腺素联合白蛋白治疗。

1）去甲肾上腺素（NE）0.5~3mg/h（由 0.5mg/h 开始，参考血压逐渐增量）静脉滴注或泵入。

2）人体白蛋白用量同上。

2. 肾血管扩张剂　多巴胺和米索前列醇治疗 HRS 效果不好，已不再推荐使用，其他尚待观察研究中。

3. 呋塞米　即使大剂量亦无效。

4. 腹腔穿刺、排放张力性腹水，有利有弊：

利：腹腔内压过高，对肾功能有害。

弊：腹腔穿刺放液后肾功能改善只是暂时性的，并且随之而来的是全身血流动力学的紊乱，腹水重新积聚，肾功能进一步恶化。

对顽固性腹水和肾功能轻度损害的患者，腹腔穿刺放液有益。排放腹水每次>3L 时，应在同日输入人体白蛋白，每排放 1L 腹水补充人体白蛋白 6~8g 或新鲜血浆 200ml，以防止血容量亏空，加重肾缺血。

5. 防治高钾血症　一旦发现有 HRS 倾向，应立即停用含钾药物和保钾利尿剂（螺内酯、氨苯蝶啶）。严密监测血清钾和其他电解质水平以及心电图变化。出现高钾血症时立即处理。

6. 低钠血症的处理

（1）HRS 时的低钠血症为稀释性低钠，应限制水的摄入（<1L/d）。

（2）不建议输入高渗盐水，它可加重细胞外液容量的扩张，加重钠潴留和腹水生成。

7. 血液净化治疗

（1）作用机制　可清除体内过多的内毒素、中分子物质、血氨等，减少肾血管的收缩，增加肾血容量，改善肾功能，部分患者甚至可达到长期生存的目的。

（2）使用指征　肌酐（Cr）>300μmol/L，并发严重酸中毒（动脉血气 pH<7.25）或出现液体容量负荷过度、低血钠（<120mmol/L）及高钾血症、脑水肿。

（3）对 HRS 做一般的血液透析几乎无效果，可选用以下两种血液净化疗法：①连续动静脉血液滤过透析（CAVHD）。②分子吸附再循环系统（MARS）。

8. 经颈静脉肝内门体分流术（TIPS）治疗　它是门静脉减压术的非外科方法，用于食管或胃底曲张静脉出血、顽固性腹水、HRS 时的肝移植前过渡治疗手段。基于降低门静脉压力有可能抑制肾素-血管紧张素-醛固酮系统（RAAS）和交感神经系统（SNS）活动，可改善肾小球滤过率（GFR），与前述升压药治疗同时实施。

9. 肝移植　移植后数周内肾功能多数恢复正常，只有肝移植才可能有显著而持续的效果。

（王玉文）

八、原发性肝癌

见下章

九、门脉高压性胃肠病

（一）门脉高压性胃病（PHG） 主要是指门脉高压患者的胃黏膜损害。临床主要表现为非静脉曲张性上消化道出血，出血量较少，只便潜血试验阳性，有时也可较多，但总体上仍少于食管胃底静脉曲张破裂所致的出血。

（二）门脉高压性肠病（PHE） 又称门脉高压性肠血管病（PHIV），是指继发于门脉高压的以血管病变为主的肠特征性肠道病变。临床表现主要为慢性、少量、自限性肠道出血，其他尚有溏便或腹泻、腹胀、营养不良等。

十、肝肺综合征（HPS）

（一）发生机制 肺血管扩张；低氧血症；肺内动静脉和门-肺静脉分流。

（二）临床特征 严重肝病、肺内血管扩张，低氧血症/肺泡-动脉氧梯度增加的三联征。患者多有呼吸困难，尤其立位时呼吸困难加重。

（三）诊断依据 立位呼吸室内空气时动脉氧分压<70mmHg 或肺泡-动脉氧梯度>20mmHg，特殊影像学检查提示肺内血管扩张。

（四）治疗 本病无特效治疗，预后差。

十一、门静脉血栓形成

如果血栓缓慢形成，可无明显的临床症状或腹胀、腹水难以消退，如发生门静脉急性完全阻塞，可出现剧烈腹痛、腹胀、血便、休克，脾脏迅速增大和腹水迅速增加。

十二、肝性脊髓病

是由脊髓后束、侧束对称性的不连续的脱髓鞘病变所致。临床表现为进行性痉挛性轻截瘫，伴有膝、跟腱反射亢进和锥体束病理反射阳性、踝阵挛阳性。患者双下肢无力、步态不稳、肌力减退、肌张力增强，对感觉无影响。无特效治疗。

（王玉文）

参 考 文 献

1. 中国中西医结合学会肝病专业委员会. 肝纤维化中西医结合诊疗指南. 中华肝脏病杂志, 2006, 14（1）：866-868.

2. 田德安. 肝硬化. 见：陆再英，钟南山主编. 内科学. 第 7 版. 北京：人民卫生出版社，2008，446-456.

3. 中华医学会传染病与寄生虫病学分会，肝病学分会. 病毒性肝炎防治方案. 中华肝脏病学杂志，2000，8（6）：324-329.

4. 傅春春. 腹水. 见：姚光弼主编. 临床肝脏病学. 上海：上海科学技术出版社，2004，271-274.

5. 余开森. 门静脉高压性腹水. 见：梁扩寰主编. 肝脏病学. 第 2 版. 北京：人民卫生出版社，2003，910-911.

6. 顾长海. 肝性脑病的临床表现. 见：顾长海，王宇明主编. 肝功能衰竭. 北京：人民卫生出版社，2002，279-280.

7. 徐严，王江滨，徐杰，等. 恩替卡韦治疗 104 例乙肝肝硬化患者 96 周的疗效观察. 中华肝脏病杂志，2010，18（2）：109-112.

8. 中华外科学会门静脉高压症学组. 肝硬化门静脉高压症消化道出血治疗共识（讨论稿）. 外科理论与实践，2009，14：79-81.

9. 中华医学会消化病学分会，中华医学会肝病学会分，中华医学会内镜学分会. 肝硬化门静脉高压食管胃静脉曲张出血的防治共识. 中华肝脏病杂志，2008，16：564-569.

10. 周福元，汪能平，顾长海. 自发性细菌性腹膜炎的治疗和预防. 见：顾长海，王宇明主编. 肝功能衰竭. 北京：人民卫生出版社，2002，684-686.

11. 骆抗先. 乙型肝炎基础及临床. 第 3 版. 北京：人民卫生出版社，2006，625-627.

12. 阮冰. 念珠菌病. 见：杨绍基，任红主编. 传染病学. 第 7 版. 北京：人民卫生出版社，2008，245-246.

13. 郝飞. 水电解质紊乱和酸碱失衡的治疗. 见：顾长海，王宇明主编. 肝功能衰竭. 北京：人民卫生出版社，2002，367-368，680-682.

14. 陈丽菱，肝硬化与钠代谢. 见：漆德芳主编. 肝硬化. 北京：北京科学技术出版社，2000，549-552.

15. 陈所贤，顾长海. 肝肾综合征. 见：顾长海，王宇明主编. 肝功能衰竭. 北京：人民卫生出版社，2002，351-362.

16. Ju Hyun Shim Efficacy of entecavir in treatmentnaive patients with hepatitis B virus-related decompensated cirrhosis. J. Hepatology, 2010, 52（2）：176-182.

17. KP Moore, GP Aithal. Guideline on the management of ascites in cirrhosis, Gut, 2006, 55：1-12.

18. Franchis R. Revising consensus in portal hypertension：report of the Baveno V consensus workshop. Hepatology, 2010, 53：762-768.

19. Ferenci p, lockwood A, Mullen K, et al. Hepatic encephalopathy, difinition, nomenclature, diagnosis, and quantification：final of the working kparty at the 11th Word Congress of Gastroenterology. Hepatology, 2002, 35（3）：716-721.

20. Banares R, Albillos A, Rincon D, et al. Endoscopic treatment versus endoscopic plus pharmacologic treatment for acute variceal bleeding：a meta-analysis. Hepatology, 2001,

35：609-615.

21. German S，Jose C，Cristina A，et al，Secondary bacterial peritonitis in cirrhosis：A retrospective study of clinical and analytical chracteristics，diagnosis and management. Hepatology，2010，52（1）：39-44.

22. Francesco S，Alexander G，Pere G，et al. Diagnosis，preventionand treatment of hepatorenal syndrome in cirrhosis. Gut，2007，56：1310-1318.

23. European Association for the Study of the liver. EASL Clinical practice guidelines on the management of ascites，spontaneous bacterial peritonitis，and hepatorenal syndrome in cirrhosis. J Hepatol，2010，53（3）：397-417.

第十二章　原发性肝癌

第一节　概　述

原发性肝癌（primary liver cancer，PLC，下简称肝癌）是世界上最常见的恶性肿瘤之一。由于起病隐匿，早期没有症状或症状不明显，进展迅速，确诊时大多数患者已经达到局部晚期或发生远处转移，治疗困难，预后很差。其病理类型主要包括肝细胞癌（hepatocellular carcinoman，HCC）占 4/5、肝内胆管细胞癌（ICC）和肝细胞癌-肝内胆管细胞癌混合型（两者共占 1/5），各病理类型的发病制、生物学行为、组织学形态、临床表现、治疗方法以及预后等方面均有明显的不同。本章主要讨论 HCC。

第二节　流行病学

世界上每年肝细胞癌新发病例约有 100 万，在最常见的恶性肿瘤发病中男性为第七位，女性为第九位。在我国，肝细胞癌的主要流行区域位于东南沿海，特别是三角洲、山谷和岛屿地区，多发生于 40~50 岁，男女之比为 2.5∶1。

第三节　病因及发病机制

HCC 不是单一因素导致的疾病，其危险因素可以分为遗传因素和环境因素，后者包括生物因素及化学因素。HCC 患者中有 70%~90% 有肝硬化，但肝硬化不是 HCC 发生的必要条件，HCC 不是肝硬化的必然结果。

病毒相关性 HCC 是 HBV/HCV 通过病毒-免疫系统相互作用，导致肝组织炎症坏死-修复发生，或通过病毒编码蛋白（整合后病毒基因异常编码蛋白）对细胞周期调节蛋白产生影响，从而逐步导致 HCC 发生（图 12-1）。

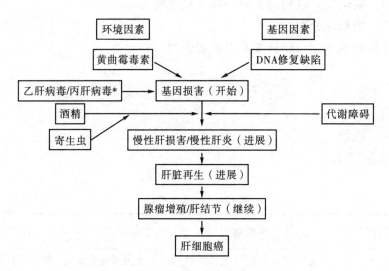

图 12-1　肝细胞癌发生的过程

* 在我国 PLC 中 HBsAg 阳性率为 90%，抗 HCV 阳性率 10%以下。

第四节　病　　理

一、大体分型

国内肝癌协作组在 Eggel 经典分类的基础上将 500 例 HCC 尸检材料进行分析，提出以下分类：

1. 块状型　占 74%（370/500），癌块直径在 5cm 以上，超过 10cm 者为巨块型。此型又可分为单块、多块和混合块状三个亚型。肿块周围可有小的、散在的卫星结节。

2. 结节型　占 22.2%（110/500），癌结节最大直径不超过 5cm。此型又可分为单结节、多结节和融合结节三个亚型。有时结节旁有细小的癌结节。

3. 弥漫型　占 2.6%（13/500），癌结节较小（米粒大，黄豆粒大），弥漫分布于整个肝而不易与肝硬化区别。肝脏肿大不显著，甚至可以缩小。患者往往死于肝功能衰竭。

4. 小癌型　占 1.2%（6/500），单结节肿瘤直径≤3cm，或相邻两个结节直径之和≤3cm，多无临床症状。

胆管细胞性肝癌的癌肿多为单个肿块，因有较多结缔组织间质，色泽灰白，质坚实，且趋向于向四周不规则浸润。

二、组织学分型

分为肝细胞型、胆管细胞型和混合型。

第五节 临床表现

一、症状

见表 12-1。

表 12-1 肝癌的症状

症状	发生机制	表现
肝区疼痛	主要是肿瘤生长使肝包膜绷紧所致；突然发生的剧烈腹痛和腹膜刺激征，可能是肝包膜下癌结节破裂出血引起腹膜刺激	右上腹疼痛最常见，常为间歇性或持续性隐痛、钝痛或胀痛，随着病情发展加剧。疼痛部位与病变部位密切相关。如肿瘤侵犯膈肌，疼痛可放散至右肩或右背；向右后生长的肿瘤可引起右侧腰部疼痛
食欲减退	基础肝病；肿瘤压迫胃肠道；内环境紊乱	餐后上腹饱胀，消化不良，恶心、呕吐和腹泻等症状
消瘦，乏力	肿瘤消耗；基础肝病导致的营养不良	全身衰弱，少数晚期患者可呈现恶病质状况
发热	多为癌性热，与肿瘤坏死物的吸收有关；有时可因癌肿压迫或侵犯胆管而致胆管炎，或因抵抗力减低并发其他感染而发热	多为持续性低热，$37.5 \sim 38℃$，也可呈不规则或间歇性、持续性或者弛张型高热，表现类似肝脓肿，但无高热，热前无寒战，抗生素治疗无效
肝外转移灶症状	转移瘤引起	肺部转移可以引起咳嗽、咯血；胸膜转移可以引起胸痛和血性胸腔积液；骨转移可以引起骨痛或病理性骨折等
伴癌综合征	肝癌组织本身代谢异常或癌组织对机体产生的多种影响引起的内分泌或代谢紊乱的症候群	常见的有自发性低血糖症，红细胞增多症

二、体征

见表 12-2。

表 12-2　肝癌的体征

体征	查体所见	意义
肝脏肿大	往往呈进行性肿大，质地坚硬、表面凹凸不平，有大小不等的结节甚至巨块，常有程度不等的触压痛	肝癌突出至右肋弓下或剑突下时，相应部位可见局部饱满隆起；如癌肿位于肝脏的横膈面，则主要表现横膈局限性抬高而肝脏下缘可不肿大；位于肝脏表面接近下缘的癌结节最易触及
血管杂音	肝癌血管丰富而迂曲，动脉骤然变细或因癌块压迫肝动脉及腹主动脉，约半数病人可在相应部位听诊到吹风样血管杂音	此体征具有重要的诊断价值，但对早期诊断意义不大
黄疸	皮肤巩膜黄染	常于晚期出现，多是由于癌肿或肿大的淋巴结压迫胆管引起胆道梗阻所致，亦可因为肝细胞损害而引起
门静脉高压征象*	脾脏肿大、腹腔积液	腹腔积液为晚期表现，一般为漏出液，血性积液多为癌肿向腹腔破溃所致，亦可因腹膜转移而引起；门静脉和肝静脉癌栓，可以加速腹腔积液的生长

*肝掌、蜘蛛痣、腹壁静脉曲张及脾肿大等见于原患慢性肝炎、肝硬化的患者。

三、肝癌的转移

肝癌的转移分肝内转移和肝外转移，见表 12-3。

表 12-3　肝癌的转移

肝内转移	肝外转移		
	血行转移	淋巴转移	种植转移
肝癌最初多为肝内播散转移，易侵犯门静脉及分支并形成瘤栓，脱落后在肝内引起多发性转移灶。如果门静脉干支瘤栓阻塞，往往会引起或加重原有的门静脉高压	以肺转移最为多见，还可转移至胸膜、肾上腺、肾脏及骨骼等部位	以肝门淋巴结转移最常见，也可转移至胰、脾和主动脉旁淋巴结，偶尔累及锁骨上淋巴结	较少见，偶可种植在腹膜、横膈及胸腔等处，引起血性的腹腔、胸腔积液；女性可发生卵巢转移，形成较大的肿块

第六节 常见并发症

原发性肝癌的并发症见表12-4。

表 12-4 肝癌常见并发症

并发症	发生机制	主要表现
上消化道出血	门静脉高压，而门静脉和肝静脉癌栓可以进一步加重门脉高压；癌细胞侵犯胆管；胃肠黏膜糜烂，溃疡和凝血功能障碍	食管中下段或胃底静脉曲张破裂出血 胆道出血，呕血和黑便，大出血可以导致休克和肝性脑病
肝肾综合征，即功能性急性肾功能衰竭	内脏动脉血管扩张，全身动脉低血压，肾素血管紧张素醛固酮（RAA）系统和交感神经系统过度激活，肾血管收缩和肾小球滤过率显著降低，肾功能受损。主要见于并存肝硬化腹水患者	显著少尿，血压降低，伴有低钠血症、低血钾和氮质血症，往往呈进行性加重
肝性脑病（其Ⅲ、Ⅳ期被称为肝昏迷）	来源于肠道和体内的毒性物质氨及γ-氨基丁酸等不能被肝脏解毒和清除，进入体循环或经门体分流进入体循环。常因消化道出血、利尿过度、电解质紊乱（如低钠血症）以及继续感染等诱发	往往是肝癌终末期的表现，计算力及定向力下降，扑翼样震颤阳性，踝阵挛阳性，神志障碍
肝癌结节破裂出血	癌灶晚期坏死液化可以发生自发破裂，也可因外力而破裂，临床体检触诊时宜手法轻柔，切不可用力触压	肝癌最紧急且严重的并发症。癌结节破裂可以局限于肝包膜下，引起急骤疼痛，肝脏迅速增大，局部可触及软包块，若破溃入腹腔则引起急性腹痛和腹膜刺激征。少量出血可表现为血性腹腔积液，大量出血则可导致休克甚至迅速死亡
继发感染	肝癌患者长期消耗及卧床，抵抗力减弱，尤其在化疗和放疗白细胞降低时易并发多种感染	肺炎、胆道感染、肠道感染、真菌感染和败血症等

第七节 肝癌的诊断和分期

一、肝癌的诊断标准

（一）病理学诊断标准 肝脏占位病灶或者肝外转移灶活检或手术切除组织标本，经病理组织学和（或）细胞学检查诊断为 HCC，此为金标准。

（二）临床诊断标准 在所有的实体瘤中，唯有 HCC 可采用临床诊断标准，国内、外都认可，我国 2011 年原发性肝癌诊疗规范要求在同时满足以下条件中的（1）+（2）a 两项或者（1）+（2）b+（3）三项时，可以确立 HCC 的临床诊断。

（1）具有肝硬化以及 HBV 和/或 HCV 感染（HBV 和/或 HCV 抗原阳性）的证据。

（2）典型的 HCC 影像学特征：同期多排 CT 扫描和（或）动态对比增强 MRI 显示肝脏占位在动脉期快速不均质血管强化（arterial hypervascularity），而静脉期或延迟期快速洗脱（venous or delayed phase washout）。

1）如果肝脏占位直径≥2cm，CT 和 MRI 两项影像学检查中有一项显示肝脏占位具有上述肝癌的特征，即可诊断 HCC。

2）如果肝脏占位直径为1~2cm，则需要 CT 和 MRI 两项影像学检查都显示肝脏占位具有上述肝癌的特征，方可诊断 HCC，以加强诊断的特异性。

（3）血清 AFP≥400μg/L 持续 1 个月或≥200μg/L 持续 2 个月，并能排除其他原因引起的 AFP 升高，包括妊娠、生殖系胚胎源性肿瘤、活动性肝病及继发性肝癌等。

诊断 HCC 的新的早诊血清标志物 Lancet 肿瘤学杂志近期报道，上海交大医学院附属仁济医院覃文新研究组在一项大规模多中心临床试验证实，DKK1 蛋白可作为肿瘤标志物用于 HCC 的诊断。分泌蛋白 DKK1（Dick Kopf 1）在人类多种肿瘤包括 HCC 中特异高表达，它能弥补 AFP 对 HCC 诊断能力的不足。对 AFP 阴性（<200μg/L）HCC 的诊断敏感性为 70.4%，特异性为 90%。

二、肝癌的分期

肝细胞癌的巴塞罗那临床分期系统见表 12-5。

表 12-5　HCC 的巴塞罗那临床肝癌分期系统（BCLC 分期系统）*

期别	PS 评分**	肿瘤状态		肝功能状态
		肿瘤数目	肿瘤大小	
0 期：极早期	0	单个	<2cm	没有门脉高压
A 期：早期	0	单个	任何	Child-Pugh A~B
		3 个以内	<3cm	Child-Pugh A~B
B 期：中期	0	多结节肿瘤	任何	Child-Pugh A~B
C 期：进展期	1~2	门脉侵犯或 N_1△、M_1△△	任何	Child-Pugh A~B
D 期：终末期	3~4	任何	任何	Child-Pugh C

*1999 年由西班牙巴塞罗那临床肝癌研究组提出，2008 年修订。

**PS：performance status，体力状态。

△N_1：区域淋巴结转移。

△△M_1：有远处转移。

三、鉴别诊断

1. 血清 AFP 阳性时，HCC 应该与下列疾病进行鉴别：①慢性肝病，如肝炎、肝硬化；②妊娠、生殖腺或胚胎型等肿瘤；③消化系统肿瘤，如胃肠肝样腺癌（hepatoid adenocarcinoma）。

2. 血清 AFP 阴性时，HCC 应该与下列疾病进行鉴别：①继发性肝癌　呼吸道、消化道、泌尿生殖系统及乳房等处的癌灶常转移至肝；②肝内胆管细胞癌（ICC）；③肝肉瘤；④肝脏良性病变，包括：肝腺瘤、肝血管瘤、肝脓肿、肝包虫。

第八节　预　　后

全世界每年由于肝癌死亡的人数可达 60 万，我国肝癌总体病死率为每年 54.7/10 万人。影响预后的因子：

1. 肝癌病理　肿瘤大小和数目及发生部位，弥漫型预后不良。

2. 早期发现及治疗，早期肝癌多能接受根治性治疗。

3. 是否发生在肝炎肝硬化的基础上。若存在肝硬化使病情及治疗复杂化，加速病情发展。

第九节　肝癌的个体化综合治疗

一、根治性治疗

（一）肝移植术

1. 肝移植　国际上主要广泛采用 Milan 标准和 UCSF 标准。Milan 标准具体为：单个肿瘤直径不超过 5cm 或较多发的肿瘤少于 3 个并且最大直径不超过 3cm，没有大血管侵犯现象，也没有淋巴结或肝外转移的现象。我国尚无统一标准。

2. 肝移植及肝切除的选择　目前尚无统一的标准。一般认为：对于局限性肝癌，如果患者不伴有肝硬化，则应首选肝切除；如果合并肝硬化，肝功能失代偿（Child-Pugh C 级），且符合移植条件，应首选肝移植。

（二）肝切除术

1. 根据手术完善程度，可将肝癌根治切除标准分为 3 级（表 12-6）。

表 12-6　肝癌根治切除标准

分级	标准描述
I级	完整切除肉眼所见肿瘤，切缘无残癌
II级	在 I 级标准基础上增加：①肿瘤数目≤2 个；②无门脉主干及一级分支、总肝管及一级分支、肝静脉主干及下腔静脉癌栓；③无肝门淋巴结转移；④无肝外转移
III级	在 II 级标准基础上，增加：术前血清 AFP 增高者，术后 2 个月内 AFP 应降至正常和影像学检查未见肿瘤残存

2. 根治性肝切除术的适应证（表 12-7）。

（三）局部消融治疗

局部消融治疗是借助影像技术的引导对肿瘤靶向定位，用物理或化学的方法杀死肿瘤组织，以射频消融（RFA）为代表，其他还有微波消融（MWA）、无水酒精注射（PEI）、高强度聚焦超声消融（HIFU）；影像引导技术包括超声、CT 和 MRI；治疗途径有经皮、经腹腔镜手术和经开腹手术三种。射频消融治疗的特点一是直接作用于肿瘤，具有高效快速的优势；二是治疗范围局限于肿瘤及其周围组织，对机体影响小，可以反复应用。射频消融疗效确切，特别是在小肝癌的治疗方面，与手术切除相近，其适应证和禁忌证见表 12-8。

表 12-7 肝癌根治性肝切除术的适应证

患者基本条件	局部病变情况	
	单发肿瘤	多发肿瘤
一般情况良好，无明显心、肺、肾等重要脏器质性病变；肝功能正常，或仅有轻度损害（Child-Pugh A 级），或肝功能分级属 B 级，经短期护肝治疗后恢复到 A 级；肝储备功能（如：ICG 清除试验*）基本在正常范围以内；无不可切除的肝外转移性肿瘤。一般认为 ICG-R15<14%，可作为安全进行肝大块切除术而肝功衰竭发生概率低的界限	表面较光滑，周围界限较清楚或有假包膜形成，受肿瘤破坏的肝组织 < 30%；或受肿瘤破坏的肝组织>30%，但是无瘤侧肝脏明显代偿性增大，达到标准肝体积的 50% 以上	结节<3 个，且局限在肝脏的一段或一叶内。对于多发性肝癌，相关研究均显示，在满足手术条件下，肿瘤数目<3 个的多发性肝癌患者可从手术显著获益；若肿瘤数目>3 个，即使已手术切除，其疗效也并不优于肝动脉介入栓塞等非手术治疗

* ICG 清除试验：即吲哚氰绿（ICG）清除试验，主要是反映肝细胞摄取能力（有功能的肝细胞量）及肝血流量，重复性良好。一次静脉注射 0.5mg/kg 体重，测定 15 分钟时 ICG 在血中的潴留率（ICG-R15），正常值<12%，或通过清除曲线可测定肝血流量。

表 12-8 射频消融适应证及禁忌证

适应证	禁忌证	备注
1. 单发肿瘤，最大直径≤5cm；或者肿瘤数目≤3 个，最大直径≤3cm 2. 没有脉管癌栓、邻近器官侵犯 3. 肝功能分级 Child-Pugh A 级或 B 级，或经内科治疗达到该标准 4. 不能手术切除的直径>5cm 的单发肿瘤或最大直径>3cm 的多发肿瘤，射频消融可作为姑息性治疗或联合治疗的一部分	1. 肿瘤巨大，或者弥漫型肝癌 2. 伴有脉管癌栓或者邻近器官侵犯 3. 肝功能 Child-Pugh C，经护肝治疗无法改善者 4. 治疗前 1 月内有食管（胃底）静脉曲张破裂出血 5. 不可纠正的凝血功能障碍及严重血象异常，有严重出血倾向者 6. 顽固性大量腹水，恶病质 7. 活动性感染尤其是胆道系统炎症等 8. 严重的肝肾心肺脑等主要脏器功能衰竭 9. 意识障碍或不能配合治疗的患者	第一肝门区肿瘤为相对禁忌证；肿瘤紧贴胆囊、胃肠、膈肌或突出于肝包膜为经皮穿刺途径的相对禁忌证；伴有肝外转移的病灶不应视为禁忌，仍然可以采用射频消融治疗控制肝内病灶情况

二、姑息性治疗

（一）姑息性肝切除术

原发性肝癌姑息性肝切除适应证见表12-9。

表 12-9 原发性肝癌姑息性肝切除适应证

肝癌病变情况	姑息性肝切除适应证
肝癌并发门静脉癌栓（PVTT）和（或）腔静脉癌栓	门静脉主干切开取癌栓术，同时作姑息性肝切除 • 按原发性肝癌肝切除手术适应证的标准判断，肿瘤是可切除的 • 癌栓充满门静脉主支和（或）主干，进一步发展，很快将危及患者生命 • 估计癌栓形成的时间较短，尚未发生机化 如作半肝切除，可开放门静脉残端取癌栓 如癌栓位于肝段以上小的门静脉分支内，可在切除肝肿瘤的同时连同该段门静脉分支一并切除 如术中发现肿瘤不可切除，可在门静脉主干切开取癌栓术后，术中作选择性肝动脉插管栓塞化疗或门静脉插管化疗、冷冻或射频治疗等 并发腔静脉癌栓时，可在全肝血流阻断下，切开腔静脉取癌栓，并同时切除肝肿瘤
原发性肝癌并发胆管癌栓	患者一般情况：基本要求同肝切除术 这种患者有阻塞性黄疸，不能完全按 Child-Pugh 分级判断肝功能，应强调患者全身情况、A/G 比值和凝血酶原时间等 局部病变情况： 胆总管切开取癌栓术，同时作姑息性肝切除 • 按原发性肝癌肝切除手术适应证的标准判断，肿瘤是可切除的 • 癌栓位于左肝管或右肝管、肝总管、胆总管 • 癌栓未侵及健侧二级以上胆管分支 • 估计癌栓形成的时间较短，尚未发生机化 如癌栓位于肝段以上小的肝管分支内，可在切除肝肿瘤的同时连同该段肝管分支一并切除 如术中发现肿瘤不可切除，可在切开胆总管取癌栓术后，术中作选择性肝动脉插管栓塞化疗、冷冻治疗或射频治疗等

续　表

肝癌病变情况	姑息性肝切除适应证
原发性肝癌并发肝硬化门静脉高压症	**可切除的肝癌** 有明显脾肿大、脾功能亢进表现者，可同时作脾切除术 有明显食管胃底静脉曲张，特别是发生过食管胃底曲张静脉破裂大出血者，可考虑同时作贲门周围血管离断术 有严重胃黏膜病变者，可考虑作脾肾分流术或其他类型的选择性门腔分流术 **不可切除的肝癌** 有明显脾肿大、脾功能亢进表现，无明显食管胃底静脉曲张者，作脾切除的同时，在术中作选择性肝动脉栓塞化疗、冷冻治疗或射频治疗等 有明显食管胃底静脉曲张，特别是发生过食管胃底静脉破裂大出血，无严重胃黏膜病变，可作脾切除，或脾动脉结扎加冠状静脉缝扎术；是否作断流术，根据患者术中所见决定。肝癌可术中作射频或冷冻治疗，不宜作肝动脉插管栓塞化疗

（二）肝动脉化疗（HAI）和肝动脉栓塞（HAE）的适应证和禁忌证见表 12-10。

肝动脉化疗栓塞（TACE）非常重要，单纯给予 HAI 是不够的。TACE 的理论基础主要基于肝动脉局部给药的药理学优势和肝癌主要由肝动脉供血的特点。

常用的化疗药物有 5-氟尿嘧啶（5-FU）、顺铂（PDD）、丝裂霉素（MMC）、阿霉素（ADM）等。常用的栓塞剂有碘化油（lipodol）或吸收性明胶海绵（gelfoam）。在数字减影血管造影后明确肿瘤的供血动脉，经动脉灌注栓塞剂，可联合应用化疗药物灌注或和碘油混合成混悬液。对于体积较大、血供丰富的肿瘤，可加用吸收性明胶海绵栓塞。一般需要每隔 1~2 个月重复治疗。

表 12-10 HAI 和 HAE 的适应证和禁忌证

	适应证	禁忌证
HAI	失去手术机会的原发或继发性肝癌 肝功能较差或难以超选择性插管者 肝癌手术后复发或术后预防性肝动脉灌注化疗	肝功能严重障碍者 大量腹水者 全身情况衰竭者 白细胞和血小板显著减少者
HAE	肝肿瘤切除术前应用，可使肿瘤缩小，利于切除。同时能明确病灶数目，控制转移 无肝肾功能严重障碍、无门静脉主干完全阻塞、肿瘤占据率<70% 外科手术失败或切除术后复发者 控制疼痛，出血及动静脉瘘 肝癌切除术后的预防性肝动脉化疗栓塞术 肝癌肝移植术后复发者	肝功能严重障碍，属 Child-Pugh C 级 凝血功能严重减退，且无法纠正 门静脉高压伴逆向血流以及门脉主干完全阻塞，侧支血管形成少者（若肝功基本正常可采用超选择导管技术对肿瘤靶血管进行分次栓塞） 感染，如肝脓肿 全身已发生广泛转移，估计治疗不能延长患者生存期 全身情况衰竭者 癌肿占全肝 70% 或以上者（若肝功能基本正常可采用少量碘油分次栓塞）

（三）放疗

现代精确放疗技术包括三维适形放疗（3-dimensional conformal radiation therapy，3DCRT）、调强适形放疗（intensity modulated radiation therapy，IMRT）和立体定向放疗（stereotactic radiotherapy，SBRT）等。对于经过选择的 HCC 患者，放疗后 3 年生存率可达 25%～30%。一般认为对于下述肝癌患者可考虑放疗：肿瘤局限，因肝功能不佳不能进行手术切除；或肿瘤位于重要解剖结构，在技术上无法切除；或患者拒绝手术。另外，对已发生远处转移的患者有时可行姑息治疗，以控制疼痛或缓解压迫等。

三、系统治疗

现有证据表明，对于没有禁忌证的晚期 HCC 患者，系统治疗可以减轻肿瘤负荷，改善肿瘤相关症状和提高生活质量，还可延长生存时间和有其他获益。一般认为，系统治疗主要适用于：已经发生肝外转移的晚期患者；虽为局部病变，但不适合手术切除、射频或微波消融和 TACE 治疗，或者局部治疗失败进展者；弥漫型肝癌；并发门静脉主干癌栓和

（或）下腔静脉癌栓者。

（一）分子靶向药物治疗

索拉非尼（sorafenih）是一种口服的多靶点、多激酶抑制剂，既可通过抑制血管内皮生长因子受体（VEGFR）和血小板源性生长因子受体（PDGFR）阻断肿瘤血管生成，又可通过阻断 Raf/MEK/ERK 信号传导通路抑制肿瘤细胞增殖，从而发挥双重抑制、多靶点阻断的抗 HCC 作用。多项国际多中心Ⅲ期临床研究证明，索拉非尼能够延缓 HCC 的进展，明显延长晚期患者生存期，且安全性较好；同时，不同的地域、不同的基线水平和不同的预后因素的 HCC 患者应用索拉非尼治疗都有临床获益，疗效相似。其常规用法为 400mg，po. Bid；应用时需注意对肝功能的影响，要求患者肝功能为 Child-Pugh A 级或相对较好的 B 级；肝功能情况良好、分期较早、及早用药者的获益更大。索拉非尼与肝动脉介入治疗或系统化疗联合应用，可使患者更多地获益，已有一些临床观察和研究证实（P S Chirmacher. 肝细胞癌靶向治疗前沿. 中国医学论坛报，2010-04-01 D2）。

（二）系统化疗（全身化疗）

系统化疗（systemic chemotherapy，全身化疗）是指主要通过口服、肌肉或静脉途径给药进行化疗的方式。目前认为，HCC 是对含奥沙利铂（OXA）等新型化疗方案具有一定敏感性的肿瘤。对于没有禁忌证的晚期 HCC 患者，系统化疗明显优于一般性支持治疗。

肝癌的系统化疗适应证和禁忌证见表 12-11。

表 12-11　肝癌系统化疗适应证和禁忌证

适应证	禁忌证
（1）并发有肝外转移的晚期患者	（1）ECOG*>2 分，Child-Pugh>7 分
（2）虽为局部病变，但不适合手术治疗和肝动脉介入栓塞化疗者，如肝脏弥漫性病变或肝血管变异	（2）白细胞<$3.0×10^9$/L 或中性粒细胞<$1.5×10^9$/L，血小板<$60×10^9$/L，血红蛋白<90g/L
（3）并发门静脉主干或下腔静脉瘤栓者	（3）肝、肾功能明显异常，氨基转移酶（AST 或 ALT）>5 倍正常值和/或胆红素>2 倍正常值，血清白蛋白<28g/L，肌酐（Cr）≥正常值上限，肌酐清除率（CCr）≤50ml/min
（4）多次 TACE 后肝血管阻塞以及或介入治疗后复发的患者	（4）具有感染发热、出血倾向、中大量腹腔积液和肝性脑病

* 美国东部肿瘤协作组体力状况评分。

（三）抗病毒治疗　对乙肝病毒或丙肝病毒感染所诱发的 HCC，对 HBVDNA 阳性者应投予核苷类似物如恩替卡韦，也可应用具有抗病毒作用又有抗肿瘤作用的 IFNα/PEGIFNα，对 HCVRNA 阳性 Child-Pugh A 级给予常规 IFNα/PEGIFNα 治疗；评分 B 级患者宜采用低剂量启动逐步加量策略，或先用普通 IFNα 再过渡到 PEGIFNα；对 Child 评分 C 级以上或 MELD>25 分者不推荐使用 IFN。抗病毒治疗可降低手术、消融或 TACE 后的复发率，是针对肿瘤启动因子的根本治疗，必须实施。

（四）中医药治疗　中医药有助于减少放、化疗的毒性，改善癌症相关症状和生活质量，可能延长生存期，可以作为肝癌治疗的重要辅助手段。但是这些药物尚缺乏高级别的循证医学证据。

（五）其他治疗　适当应用胸腺素 α_1 可以增强机体的免疫功能，具有辅助抗病毒和抗肿瘤作用。此外，应加强支持对症治疗，包括镇痛、改善肝功能、利胆、纠正贫血、改善营养状态、对于并发糖尿病的患者控制血糖、纠正低蛋白血症、控制腹腔积液以及防治消化道出血等并发症。这些支持对症治疗措施对于减轻痛苦、改善患者的生活质量、保证抗肿瘤治疗的顺利实施及其效果是非常重要的。

肝癌个体化综合治疗建议见图 12-2。

第十节　肝癌的随访

对于肝癌患者，强调通过动态观察患者的症状、体征和辅助检查（主要是血清 AFP 和影像学检查）进行定期随访，应当监测疾病发展、复发［复发分为早期（术后 2 年内）或晚期复发（术后 2 年后），早期复发多由原发灶转移所致，晚期复发为在肝硬化基础上的肿瘤再发］或治疗相关不良反应。一般认为，随访频率在治疗后 3 年内应该每 3~4 个月一次；3~5 年期间，每 4~6 个月一次；5 年后依然正常，可以改为 6~12 个月一次。

（王玉文）

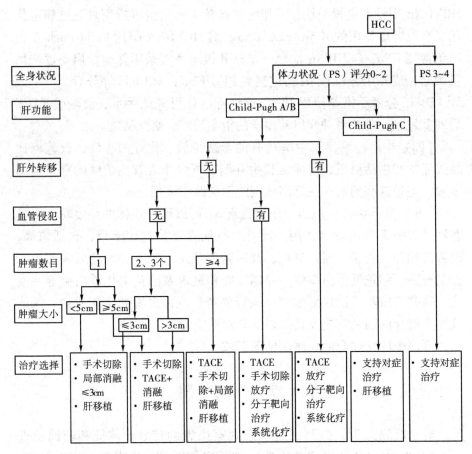

图 12-2　肝癌个体化综合治疗建议（中华人民共和国卫生部，2011）

参 考 文 献

1. 张万广，华潇饮，译. 分子学. 见：刘允怡，陈孝平，主译. 肝细胞癌. 北京：人民卫生出版社，2009，134-150.

2. 中华人民共和国卫生部. 原发性肝癌诊疗规范（2011 年版）. 临床肿瘤学杂志，2011，16（10）：929-946.

3. 陈敏山，陈敏华，等. 肝癌射频消融治疗规范的专家共识. 临床肝胆病杂志，2011，27（3）：236-244.

4. 任正刚，林达英. 原发性肝癌. 见：陈灏珠，林果为主编. 实用内科学. 13 版. 上册.

北京：人民卫生出版社，2009，2104-2113.

5. 朱晓峰，何晓顺，陈敏山，等. 原发性肝癌三种根治性方法疗效的多中心对比研究. 中华肝胆外科杂志，2011，17（5）：372-375.

6. Scherlock S, Dooley J. Diseases of the liver and biliary system. chap31：Malignant liver tumors. 11th ed. Oxford；Blackwell，2002，541-542.

7. Qiujin Shen, Jia Fan, Xinrong Yang, et al. Serum DKK1 as a protein biomarker for the diagnosis of hepatocellular carcinoma：a large-scale，multicentre stud. The Lancet oncology，2012，13（8）：：817-826.

8. Pruix J, Llovert JM. Prognostic prediction and treatment strategies in hepatocellar carcinoma. Hepatology，2002，35（3）：519-524.

第十三章 妊娠肝病

第一节 正常妊娠时的肝功能

妊娠对正常肝脏的影响不大。妊娠末期某些生化试验可有轻微改变，见表 13-1。

表 13-1 正常妊娠时的血清生化试验

	改变	妊娠期*		改变	妊娠期*
ALT、AST	正常		白蛋白	约降低 20%	中
γ-GT	正常或轻度升高	末	γ 球蛋白	正常或轻度降低	末
ALT	升高 2~4 倍	末	α_1、β 球蛋白	轻度升高	末
AFP	正常		纤维蛋白原	升高	中
血清胆汁酸	正常		转铁蛋白	升高	末
胆红素	正常				

* 改变最大的妊娠期

第二节 妊娠期肝病的种类

凡妊娠期出现黄疸及（或）肝功能损害者，均可称为妊娠期肝病，其疾病谱见表 13-2。

表 13-2　常见妊娠期肝病分类和特点 *

疾病谱 *	临床特点及对胎儿的影响
一、妊娠早期特有肝病	
妊娠剧吐	恶心呕吐、水电解质酸碱平衡失调，33%出现黄疸
二、妊娠晚期特有肝病	
妊娠急性脂肪肝	起病急，频吐，早期血尿酸升高，黄疸进行性加深，尿胆红素阴性
妊娠毒血症	高血压、蛋白尿、水肿这三项皆有称先兆子痫，若再有抽搐称子痫
HELLP 综合征	溶血，血清转氨酶及其他酶水平升高，血小板减少
妊娠肝内胆汁淤积	家族性，复发性，预后良好
三、妊娠期发生的肝病	
病毒性肝炎	甲型——对胎儿无影响
	乙型——孕妇 HBeAg 阳性者，100% 发生 HBV 母婴传播，孕妇 HBsAg 阳性者，胎儿45%~60%发生 HBV 母婴传播
	丙型——母婴传播率约 5%
	戊型——孕妇病死率 20%~50%，死胎率 50%

*以上妊娠急性脂肪肝和妊娠肝内胆汁郁积为特发性；妊娠呕吐、妊娠毒血症和 HELLP 综合征为妊娠并发症引起的肝损害。

第三节　妊娠早期特有的肝病

妊娠剧吐

妊娠剧吐是指妊娠时发生的严重恶心、呕吐、不能进食，导致脱水、电解质紊乱、少尿、酮症酸中毒，约33%病例出现肝功能异常。66%患者出现一过性甲状腺功能亢进。本病发生于妊娠第 2~3 个月，个别见于妊娠第 20 周。发病率为 1%~1.5%。以首次妊娠常见。

生化检验　血清 TBil 轻度升高，<4×ULN（正常上限）。ALT 升高，但多≤5×ULN。

治疗　适当禁食，补液，纠正电解质紊乱，静脉补充高能营养，缓解焦虑情绪，病情好转后给予低脂高糖饮食，如效果不明显，酮症酸中毒>10d，电解质紊乱严重影响脏器功能，出现谵妄者，应终止妊娠。

预后 良好，如酮症酸中毒时间<7d，一般不影响胎儿发育，病情控制后，肝功能迅速恢复。

第四节 妊娠晚期肝病

妊娠晚期肝病包括妊娠期急性脂肪肝、伴有肝损害的先兆子痫及子痫与 HELLP 综合征，三者之间可相互重叠，以类似症状出现及进展至严重肝功能不全，如40%的急性脂肪肝可出现子痫症状（高血压、蛋白尿和水肿）。不少患者可有 HELLP 综合征的实验室改变。这些疾病的病因未明，双胎时多见，无慢性化过程。

一、妊娠急性脂肪肝（acute fatty liver of pregnancy，AFLP）

（一）病因及发病机制 妊娠时由于雌激素、生长激素、肾上腺素均增加，使组织中的脂肪被动员入肝脏，致使脂肪堆积，其中脂肪酸有毒性，影响线粒体功能，减少肝内蛋白的合成，从而影响脂蛋白的合成和脂肪的转运。妊娠时静脉输注四环素易诱发脂肪肝。

（二）临床表现 本病在严重妊娠肝病中占16%~43%。多见于年轻初产妇，且多见于双胎及男胎。发生于妊娠晚期（30~40周）。

1. 症状 ①以持续性恶心、呕吐、急性起病，伴上腹部疼痛，厌油等症状，腹胀常较明显；②在消化道症状后出现黄疸迅速加深；③可发生皮肤、黏膜等部位出血，上消化道出血，特别是产后大出血；④常合并妊高征，有高血压；⑤常伴不同程度的意识障碍，精神错乱，逐步进入昏迷；⑥发生肾功能障碍时少尿、无尿。

2. 体征 ①巩膜皮肤黄染；②肝浊音区缩小；③腹水征阳性；④昏迷前有扑翼震颤。

（三）实验室检查

①血象白细胞增高，中性粒细胞为主；②血清 TBil 不同程度升高，最高可达30×ULN；③血小板值降低；④血 ALT 轻或中度升高；⑤PTA%降低；⑥血氨明显升高；⑦血尿酸早期即升高；⑧血糖常降低；⑨尿胆红素阴性（提示肾排泄功能障碍）。

（四）诊断 主要与妊娠合并急性重型肝炎鉴别见表13-3。

表 13-3　妊娠急性脂肪肝与妊娠期急性重型肝炎的鉴别

	妊娠期急性脂肪肝	妊娠期急性重型肝炎
起病时间	孕期 30~40 周	孕期任何阶段
起病方式	突然	较为渐进
上腹痛	(+)	多无（除肝包膜下出血）
高血压	(+)	(-)
发热	与黄疸同时发生，后期	常在黄疸出现之前发生
肝肿大	少见，无触痛	早期常肿大，有触痛，后期缩小
血清总胆红素	大多<171μmol/L	>171μmol/L
ALT	大多<400U	>400U（50%）
白细胞增高	常见，>10×10⁹/L	少见，<10×10⁹/L
血尿酸	增高，为正常倍数	正常
血淀粉酶	可升高	正常
尿胆红素	(-)	(+)
低血糖	常见	少见
急性肾衰	(+)	晚期可见
血清肝炎病毒标志物	大多（-）	大多（+）
肝脏病理	肝细胞质呈微囊泡状，有严重脂肪浸润，变性	肝细胞大块状坏死变性，炎性细胞浸润

（五）预后

近 10 年产妇病死率已下降至 15%~23%，胎儿病死率为 30%~42%。如及时终止妊娠，症状及肝功能可数周内恢复，可不遗留永久性肝病并可再次怀孕。如处理不及时，病情急转直下，患者常死于产后大出血、消化道出血、脑水肿、肾衰及继发败血症等。

（六）治疗

1. AFLP 迄今尚无产前康复的先例，即使 AFLP 与妊娠急性重型肝炎不能鉴别时，早期终止妊娠可改善前者的预后，也不会使后者的预后更加恶化。

终止妊娠时根据临床表现决定分娩方式，如一般状况恶化、黄疸加深，在纠正凝血功能障碍特别是 PLT 减少后立即施行剖宫术。

2. AFLP 的治疗应针对病理生理的每个环节，详见本书第八章急性肝衰竭。国外报道，做人工肝血浆置换（PE）有显效。PE 可清除血液内的各种毒性物质，增补体内缺乏的凝血因子，减少血小板凝聚，促进血管内皮修复。

二、妊娠毒血症

本病指妊娠晚期出现的高血压、蛋白尿、水肿及抽搐等一系列并发症，又称妊娠期高血压综合征（pregnancy induced hypertention），发生率为 5%~10%。它包括一组疾病，如出现上述前 3 项表现中的 2 项或以上，称为先兆子痫；如病情加重，出现痉挛，则称为子痫。此外，尚有HELLP 综合征，栓塞或梗死，出血和脏器破裂，可累及子宫，肾脏和脑。肝脏损害多见于先兆子痫或子痫。

（一）病因及发病机制　一般认为是血管活性物质增加引起全身小血管痉挛所致，导致高血压、纤维蛋白血管内沉积，可累及全身脏器，造成肾、脑、心、肝等器官损伤。

（二）临床表现　头痛、呕吐、高血压、蛋白尿和水肿、眼底动脉痉挛，也可出现肝肿大，肝包膜下血肿破裂、右上腹持续性疼痛、压痛、进行性加重，引起大量血性腹水、休克或失血性贫血，还可出现类肝硬化的表现：门静脉高压、肝脾肿大和 HELLP 综合征如黄疸、肝酶升高、PLT 减少等。

轻型病例常见血清转氨酶和 ALP 升高，PLT 减少、黄疸为溶血性，伴 DIC。严重病例出现脑水肿、肝栓塞、肝破裂伴休克、急性肾衰竭、子痫、胰腺炎、肺水肿和呼吸窘迫等。

（三）诊断　典型病例诊断不难。轻症病例 24%，重症>80% 合并肝损害，产生肝区疼痛、恶心呕吐等肝炎样症状。但本病较少出现黄疸（除非发生溶血或肝梗塞）、血清肝炎病毒标志阴性，可与妊娠病毒性肝炎鉴别。B 超对诊断肝包膜下血肿有帮助，可早于先兆子痫症状出现前检出，CT 和 MRI 检查价值更大。

严重子痫的诊断标准如下：①血压 > 160mmHg（收缩压）或 >110mmHg（舒张压）。②蛋白尿：24h ≥ 5g。③急性肾衰竭。④少尿 <400ml/24h。⑤抽搐。⑥肺水肿。⑦HELLP 综合征（溶血、肝酶增高、血小板减少）。⑧血小板减少（<100×10^9/L）。⑨累及终末器官损伤的症状：头痛、视力障碍、上腹或右上腹痛。

（四）预后　危险因素为已有高血压、高龄产妇、首次妊娠或多胎妊娠。妊娠终止后，病情大多缓解，如并发多脏器损害，母婴预后则差。孕妇病死率低于1%。孕妇死亡80%为中枢神经系统并发症，其余为肝脏并发症为包膜下血肿与破裂，梗死形成及急性重型肝衰竭。影响胎儿的并发症为胎盘早期剥离，早产及宫内发育迟缓。

（五）治疗　对孕35周以上，出现剧烈头痛、喷射性呕吐、右上腹剧痛等症状或肝肾明显损害者立即终止妊娠，病情多能迅速缓解，不留后遗肝病。如肝包膜下血肿破裂，应外科急症治疗。

三、溶血、肝酶增高和低血小板（hemolysis，elevated liver enzymes and low platlets syndrome，HELLP）综合征

本病是严重先兆子痫少有的不同形式，包括溶血、肝酶升高和PLT减少。孕妇发病率为0.1%~0.6%，在先兆子痫中占4%~12%。70%发生于妊娠27~36周，1/3于产后，经产妇多见。

（一）发病机制　与其他妊娠晚期肝病有相近的发病机制。

（二）临床表现　通常在妊娠36周前发病，65%~90%上腹或右上腹痛，90%不适，36%~50%恶心、呕吐，31%头痛，5%出现黄疸，80%右上腹触痛，60%有水肿和体重增加，20%无高血压，少数可见抽搐、消化道出血。

（三）实验室检查特点　①溶血表现　末梢血涂片可见裂变红细胞，血清TBil>20μmol/L。②肝酶升高　AST>70U/L，且AST>ALT，LDH>600U/L。③PLT<100×10^9/L。

（四）诊断　根据恶心、呕吐、乏力以及高血压、水肿等临床表现和实验室检查有溶血、肝酶升高和PLT减少等作出HELLP综合征的诊断。若出现突发性持续右上腹或上腹部疼痛，伴有呕吐和休克等应考虑肝梗死、肝包膜下出血和肝破裂，B超、CT或MRI检查可明确诊断。HELLP综合征与AFLP的实验室鉴别见表13-4。

（五）预后　本病对母婴均有影响，特别是易致胎死宫内。如能及时终止妊娠，胎儿可存活，孕妇死亡率亦低（3.4%）。再次妊娠时的复发率为3%~27%。

表 13-4　HELLP 综合征和 AFLP 的实验室鉴别

	AFLP	HELLP
血小板计数	降低或正常	降低
纤维蛋白原	降低	正常或增加
凝血酶原时间	延长	正常
部分凝血活酶时间	延长	正常
血糖	降低	正常
血尿酸	增高	增高
血肌酐	增高	增高
血氨	增高	正常

（六）治疗　患者置 ICU 密切观察，给予输液、血液制品等支持疗法，如先兆子痫严重，妊娠 36 周后发生，或胎儿肺已发育成熟，可将胎儿娩出。对妊娠不足 34 周者使用硫酸镁控制高血压及癫痫发作，可推迟分娩 24~48h，加用皮质类固醇能增加母体 PLT 并促进胎儿肺成熟，但对延迟分娩的作用有限。分娩后 72h 以上仍持续 PLT 减少及脏器功能不全者可采用血浆置换疗法。肝包膜下血肿未破裂可保守治疗。如肝包膜破裂有剧痛、血腹、休克者及时手术治疗。

四、妊娠肝内胆汁淤积症

妊娠肝内胆汁淤积症（intrahepatic cholestasis of pregnancy；ICP）曾被称为良性妊娠黄疸、复发性妊娠黄疸及特发性妊娠黄疸等，由 1966 年 Hammerli 首先命名为 ICP。不少患者主要表现为皮肤瘙痒，无可见黄疸，则称为妊娠瘙痒症（pruritus gravidum）。

（一）病因及发病机制　血中雌激素急剧增加为主要致病因素，其他尚有遗传因素（有的患者有家族史）及环境因素（有许多患者新婚后住在新装修房间）。

（二）临床表现

1. 瘙痒常是首发症状，常起于妊娠 28~32 周，少数早至妊娠 12 周。手掌和脚掌是瘙痒的常见部位，重者全身剧痒，无法入睡。

2. 黄疸发生率 15%~60%，出现于瘙痒发生后的数日至数周内，黄疸一般为轻率，此时尿色变深、粪便呈陶土色。

3. 发生呕吐、乏力及食欲缺乏者很少。

（三）实验室检查

1. 血清 TBil 升高占 25%～100%，多数为轻中率，<5×ULN 者占 95.6%，以直接胆红素为主。尿胆红素半数为阳性，尿胆原常阴性。

2. 血清胆汁酸（TBA）升高，可达（3～10）×ULN。

3. 血清 ALT 约半数升高，多为轻度，不超过 10×ULN。

4. 血清 ALP 和 γ-GT 多数升高，重者可达 3×ULN。

5. 血清总胆固醇半数以上有不同程度的升高。

6. PTA 在约 25%患者中降低。

（四）诊断　主要根据在妊娠期出现以皮肤瘙痒为主的主要症状，伴有提示肝内胆汁淤积的肝功异常，TBil 及 ALT 轻度（少数中度）升高而全身一般状态良好，一旦分娩，黄疸迅速消退，肝功亦迅速恢复正常。ICP 应与妊娠期病毒性肝炎（VHP）相鉴别，见表 13-5。

表 13-5　ICP 与 VHP 的鉴别诊断

	VHP	ICP
过去类似发作史	一般无	如有，高度提示本病
皮肤瘙痒	可有，轻	明显，往往为首发症状，随黄疸加深而加重
消化道症状	常用，明显	少有，较轻
一般状况	较差	较好，常能胜任工作
肝肿大	有，多伴触痛	偶有，触痛不明显
脾肿大	可有	无
血清总胆红素	轻～重度升高	轻度～中度升高，罕有超过正常 10 倍
血清 ALT	明显增加（数倍或数十倍）	轻度增加（2～3 倍）或正常
血清肝炎病毒标志物	可为（+）	常为（-），但也有 HBsAg 携带者发生 ICP
分娩前瘙痒、黄疸消退	可以	不会
分娩后病情	可以加重	瘙痒及黄疸消退，肝功能正常

（五）预后

1. ICP 产妇产后出血（>500ml），其比率占 7.9%，对照组 1.9%，本病恢复后一般不遗留慢性肝病。

2. 对胎儿有一定影响，早产（>38 周）37.2%，死胎 8.5%，畸胎 4.3%，宫内窘迫 3.2%。

（六）治疗

1. 瘙痒的治疗

（1）用考来烯胺（消胆胺），本品为阴离子交换树脂，在肠腔内与胆汁酸结合，减少胆盐肠回吸收，促进胆盐从粪便排出，减轻瘙痒。剂量 8~16g/d，分次服用。

（2）羟嗪（hydroxyzine）25~50mg/d，分 2 次口服，可减轻皮肤瘙痒，并有一定的镇静，抗焦虑作用。

2. 消除胆汁淤积是主要治疗措施，可用熊去氧胆酸及（或）腺苷蛋氨酸，作用及用法详见本书第一章总论中关于治疗肝内淤积药的介绍。

第五节　妊娠期病毒性肝炎

超过半数的妊娠期黄疸为病毒性肝炎所致。在发展中国家，妊娠肝炎是导致孕妇死亡的主要原因。此外还可导致死胎、早产、死产和新生儿死亡。

一、临床类型

妊娠期病毒性肝炎（viral hepatitis of pregnancy，VHP）的临床类型急性肝炎 30%，慢性肝炎 50%~60%，肝炎肝衰竭<5%，肝癌<1%。

二、肝炎对妊娠和胎儿及新生儿的影响

（一）对妊娠的损害

妊娠早期可加重妊娠反应，妊娠晚期肝功能受损，凝血因子合成减少，产后出血机会增加，病死率高于非孕期。通常以妊娠晚期>妊娠中期>妊娠早期。

（二）对胎儿及新生儿的影响

妊娠早期并发肝炎病毒感染，一般不会影响胎儿畸形发生，但妊娠中、晚期，早产、胎儿窘迫及败血症等的发病率均升高。流产、死胎、死产和新生儿死亡也增加，与肝炎病毒引起胎盘绒毛膜血管病变有关。乙型与丙型肝炎病毒可引起母婴传播

三、妊娠期病毒性肝炎的临床特点

病毒性肝炎可发生于妊娠各期、以妊娠中、晚期为多。VHP 占所有妊娠期肝病的 54.7%（977/1 790）。

（一）妊娠肝炎有下述特点：①发生肝炎后，原有的妊娠反应如恶心、呕吐和乏力等明显加重。②肝功能损害较重，ALB、胆固醇和凝血因子减少，纤维蛋白原降低较明显。③分娩时出血较多，如是肝炎肝衰竭，易发生严重出血。④肝炎肝衰竭发生率比非妊娠肝炎增加 10 倍以上，病死率可达 85% 左右。⑤产后恶露延长至 20d 以上者较多。

（二）在妊娠急性重型肝炎中由 HBV 或 HEV 引起者最常见。

（三）诊断 比非孕期困难，尤在妊娠晚期，因常伴有其他引起肝功能损害的疾病，不能单凭 ALT 或 TBil 升高做出肝炎诊断，应根据流行病学史、症状、体征、实验室（生化、血清学及病毒学）检查，全面分析后再下诊断。

四、妊娠和乙型肝炎的相互影响

（一）妊娠对乙型肝炎的影响 妊娠对乙型肝炎似无影响，但如肝炎发生在妊娠末期，尤其急性黄疸型肝炎，须警惕引起急性重型乙型肝炎，此时应投予拉米夫定或替比夫定及时抗病毒治疗。

AsC 妊娠不会引起病毒活动。轻型慢性乙肝患者如多次妊娠，可能加重病情。妊娠对不同病变程度的慢性肝炎/肝硬化影响不同，取决于肝脏储备功能；如代偿期功能良好（Child-Pugh A 级）多无妨碍；如有黄疸或肝功能损害较重，则比同龄非孕妇较多急性加剧。可能因血浆容量和心输出量增加、腹内压增高。肝硬化孕妇多发生上消化道出血。

（二）乙型肝炎对妊娠的影响 肝炎早、中期妊娠可引起流产；妊娠末期发生的急性乙型肝炎可引起早产、死产和新生窒息。

HBV 感染对胎儿似无致畸作用，也不引起先天性疾病。

五、妊娠期病毒性肝炎的处理

（一）关于妊娠的处理

妊娠早期 积极治疗，至病情稳定后再考虑是否进行治疗性人工流产；对妊娠中、晚期多数认为创伤和出血会增加肝脏负担，不主张终止妊娠，采用保守疗法，至足月时自然分娩或引产。对肝炎肝衰竭估计分娩如能于短时间内结束（经产妇或胎头较小，宫颈条件好），可行阴道分娩，否则以剖宫产为宜。以免因引产或自然分娩过程长，体力消耗大而加重肝脏负担。对孕晚期的肝炎肝衰竭孕妇不必一味的等待自然分娩，否则，往往娩出死胎后，孕妇不久便死于肝衰竭。不论自然分娩或剖宫产术，都应重视产时、产后，术中和术后出血。临产时应用止血剂，分娩后立即使用宫缩剂，防止出血过多。

（二）关于妊娠并发肝炎肝衰竭/重型肝炎的处理原则

①早期诊断早期治疗。②在综合治疗基础上，加强对出血、肝性脑病、肝肾综合征或感染等的防治。③产程中或分娩后出现大出血，应注意是否发生 DIC，特别注意产科疾病本身也会诱发 DIC，如感染性流产，胎盘早期剥离，羊水栓塞，死胎滞留等。DIC 时需用肝素治疗，阻止 DIC 发展，防止 PLT 和各种凝血因子大量消耗，使凝血机制改善。采用小剂量肝素疗法，每日 50mg 溶于 10% 葡萄糖液 250ml 静脉滴注（4～6h），如病情好转，出血停止时逐步减量至停用，若出血非 DIC 所致，应根据检验结果输入血小板、凝血酶原复合物或纤维蛋白原、新鲜血浆或全血。④妊娠肝炎肝衰竭并发的肝肾综合征，主要由于肾小球血管内凝血，肾血流量减少，高胆红素血症，继发胆汁性肾病以及感染，低血钾等引起，要注意预防和治疗。⑤妊娠肝衰竭常有脑水肿、颅内压增高及肝性脑病、脑疝等表现，要加强抗肝性脑病与中枢性呼吸衰竭的治疗。

（三）产科处理

在临产前，分娩过程和产后加以及时处理。①加强产前检查；常规检查肝功能，血清肝炎病毒标志物，详细询问肝炎史。妊娠合并肝炎肝衰竭多见于无产前检查的农村妇女，或未按期做产前检查者，对妊娠期间，尤在妊娠后期出现恶心、呕吐等消化道症状，应考虑肝炎的可能性，不可轻率归之为妊娠本身所致，致使病情加重。②三个产程的处理；对普通型妊娠肝炎产妇，临产后不需特殊处理，但对有凝血功能障碍者，应在临床前纠正 PT 至正常或接近正常，临产之后吸氧预防胎儿窘迫，当宫口开全后可行产钳或胎头吸引器助产，减轻产妇负担，第三产程胎盘娩出后立即静脉滴注缩宫素，按摩子宫并用维生素 K_1 等止血剂，防止产后子宫收缩不良引起出血。当前，对妊娠肝炎肝衰竭多主张在短期内积极应用血制品及改善肝功能治疗，纠正凝血功能后，尽早剖宫产，结束分娩。③应用广谱抗生素控制感染，特别是产道感染以免加重病情。

（四）对治疗时改善肝功能药物或"保肝药"，妊娠期间可用者有多烯磷脂酰胆碱及谷胱甘肽；有胆汁淤积者可用熊去氧胆酸及腺苷蛋氨酸。

（鞠　莹）

参 考 文 献

1. 陈东风，刘为纹. 妊娠与肝脏疾病. 见：梁扩寰，李绍白主编. 肝脏病学. 第 2 版. 北京：人民卫生出版社，2003，1252-1262.

2. 巫善明，梁国光，李超群. 妊娠期肝病. 见：姚光弼主编. 临床肝脏病学. 上海：上海科学技术出版社，2004，820-832.

3. 骆抗先. 乙型肝炎基础和临床. 第 3 版. 北京：人民卫生出版社，2006，501-505.

4. Scherlock S，Doole J. Diseases of the Live and Biliary System. chap. 27：The live in pregnancy. 11th ed. Oxford Blackwell，2002，471-479.

5. Rhuroo MS，Kamili S. Aetiology，Clinical coure and outcome of sporadic acute viral hepatitis，in pregnancy. J viral Hepat，2001，10：61-69.

6. Ryu HS，Park SY，Lim SR，et al. Clinical chracteristics and complications associated with acute hepatitis a in pregnancy Korean. J Gastroenterol，2010，56（5）：307-313.

附录 血液生化检验正常值和法定单位、旧制单位的换算表

以换算系数乘旧制单位得法定单位；以换算系数除法定单位得旧制单位

一、电解质及其他无机物

组分	标本	法定单位	换算系数	旧制单位
钠	血清	135~145mmol/L	0.435	310~333mg/dl
氯化物（以 Cl 计）	血清	98~106mmol/L	0.28	350~379mg/dl
钾	血清	3.5~5.5mmol/L	0.256	13.7~21.5mg/dl
钙	血清	2.2~2.7mmol/L	0.5	4.4~5.4mg/dl
磷 成人	血清	1.0~1.6mmol/L	0.323	3.1~5.0mg/dl
儿童	血清	1.3~1.9mmol/L	0.323	4.0~5.6mg/dl
铁	血清	10~27μmol/L	0.179	55.9~150μg/dl
铁饱和度	血清	0.2~0.55（饱和部分）	0.01	20%~50%（饱和部分）
铜	血清	14~20μmol/L	0.157	90~124μg/dl
锌	血清	7.65~22.95μmol/L	0.153	50~150μg/dl

二、有机化合物（代谢物）

组分	标本	法定单位	换算系数	旧制单位
葡萄糖（空腹）	血清	3.9~5.6mmol/L	0.056	70~105mg/dl
（进食后 2 小时）	血清	<6.7mmol/L	0.056	<120mg/dl
白蛋白	血清	35~55g/L	10	3.5~5.5g/dl
球蛋白	血清	20~30g/L	10	2~3g/dl
免疫球蛋白				
IgG	血清	8~12g/L	10	800~1200mg/dl
IgA	血清	0.6~3g/L	10	60~300mg/dl
IgM	血清	0.5~2g/L	10	50~20mg/dl

续　表

组分	标本	法定单位	换算系数	旧制单位
IgD	血清	1~4mg/L	10	0.1~0.4mg/dl
IgE	血清	0.1~0.9mg/L	10	0.01~0.09mg/dl
蛋白电泳				
白蛋白	血清	0.55~0.75	0.01	55%~75%
α₁ 球蛋白	血清	0.01~0.03	0.01	1%~3%
α₂ 球蛋白	血清	0.05~0.09	0.01	5%~9%
β 球蛋白	血清	0.06~0.12	0.01	6%~12%
γ 球蛋白	血清	0.10~0.19	0.01	10%~19%
甲胎蛋白	血清	0~30μg/L	1	0~30ng/ml
铜蓝蛋白 1~12岁	血清	300~650mg/L	10	30~65mg/dl
其他	血清	200~600mg/L	10	20~60mg/dl
铁蛋白　男性	血清	20~200μg/L	1	20~200ng/ml
女性	血清	15~150μg/L	1	15~150ng/ml
转换蛋白　成人	血清	2.2~4.0g/L	0.01	220~410mg/dl
>60岁	血清	1.8~3.8g/L	0.01	180~380mg/dl
游离血红蛋白	血清	2~4g/L	10	0.2~0.4g/dl
纤维蛋白原	血清	2~4g/L	10	0.2~0.4g/dl
总胆红素	血清	1.7~17.7μmol/L	17.1	0.1~1mg/dl
直接反应胆红素	血清	0~3.4μmol/L	17.1	0~0.2mg/dl
尿素氮	血清	2.9~7.5mmol/L	0.357	8~21mg/dl
尿酸　男	血清	268~488μmol/L	59.5	4.5~8.2mg/dl
女	血清	178~387μmol/L	59.5	3.0~6.5mg/dl
肌酐　男	血清	53~106μmol/L	88.4	0.6~1.2mg/dl
女	血清	44~97μmol/L	88.4	0.5~1.1mg/dl
肌酸　男	血清	13~54μmol/L	76.3	0.17~0.7mg/dl
女	血清	27~71μmol/L	76.3	0.35~0.93mg/dl
氨　纳氏试剂法	全血	9.9~35.2μmol/L	0.587	10~60μg/dl
酚次氯酸法	全血	27~81.6μmol/L	0.587	46~139μg/dl

（赵汝钦）